临床输血检验技术实验指导

主　编　孙晓春　彭永正　王勇军

副主编　龚道元　吴新忠　徐菲莉　夏　琳　马　丽　李晓非

编　者（以姓氏笔画为序）

马　丽（广东医科大学医学技术学院）　　　　罗小娟（深圳市儿童医院）

王勇军（中南大学湘雅二医院）　　　　　　罗海玲（佛山科学技术学院附属口腔医院）

石同才（山西省中医院）　　　　　　　　　周小玉（南京医科大学第一附属医院）

庄锡伟（佛山复星禅诚医院）　　　　　　　莫　非（贵州医科大学附属医院）

刘　文（川北医学院）　　　　　　　　　　夏　琳（武汉大学中南医院）

刘首明（清远市中医院）　　　　　　　　　徐菲莉（新疆医科大学附属中医医院）

刘棋枫（佛山市第一人民医院）　　　　　　黄作良（邵阳学院医学检验学院）

孙玲先（江苏卫生健康职业学院）　　　　　曹　越（韶关学院医学院）

孙晓春（江苏大学医学院）　　　　　　　　龚道元（佛山科学技术学院医学院）

李晓非（昆明市第三人民医院）　　　　　　彭永正（南方医科大学珠江医院）

吴新忠（广东省中医院）　　　　　　　　　彭志高（常德职业技术学院）

陈　宇（湖南师范大学医学院）　　　　　　董丽刚（内蒙古民族大学医学院）

陈秉宇（浙江省人民医院）　　　　　　　　薛　丽（昆明医科大学第二附属医院）

人民卫生出版社

·北　京·

图书在版编目（CIP）数据

临床输血检验技术实验指导 / 孙晓春，彭永正，王勇军主编 . —北京：人民卫生出版社，2023.2
ISBN 978-7-117-33396-2

Ⅰ. ①临… Ⅱ. ①孙…②彭…③王… Ⅲ. ①输血 — 血液检查 —医学院校 —教学参考资料 Ⅳ. ①R446.11

中国版本图书馆 CIP 数据核字（2022）第 133231 号

人卫智网	**www.ipmph.com**	医学教育、学术、考试、健康，购书智慧智能综合服务平台
人卫官网	**www.pmph.com**	人卫官方资讯发布平台

临床输血检验技术实验指导
Linchuang Shuxue Jianyan Jishu Shiyan Zhidao

主　　编：孙晓春　　彭永正　　王勇军
出版发行：人民卫生出版社（中继线 010-59780011）
地　　址：北京市朝阳区潘家园南里 19 号
邮　　编：100021
E - mail：pmph @ pmph.com
购书热线：010-59787592　010-59787584　010-65264830
印　　刷：中农印务有限公司
经　　销：新华书店
开　　本：787×1092　1/16　　印张：7.5　　插页：1
字　　数：183 千字
版　　次：2023 年 2 月第 1 版
印　　次：2023 年 2 月第 1 次印刷
标准书号：ISBN 978-7-117-33396-2
定　　价：36.00 元

打击盗版举报电话：**010-59787491**　**E-mail：WQ @ pmph.com**
质量问题联系电话：010-59787234　**E-mail：zhiliang @ pmph.com**
数字融合服务电话：4001118166　**E-mail：zengzhi @ pmph.com**

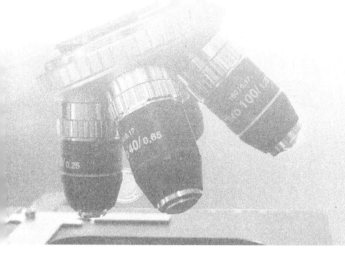

前　言

　　经国家教育部批准自 2013 年起医学检验专业的本科教学学制由"五年制"更改为"四年制"，专业属性由"医科"门类改为"理科"门类。这一变革对医学检验技术专业的相关教学体系和内容都提出了新的要求，其对医学检验专业的本科教育影响深远。

　　《临床输血检验技术》是医学检验技术专业的主干课程之一，而实验教学是本门课程的重要组成部分。近年来，随着生命科学和其他医学相关科学的重大发展，临床输血学相关理论与技术呈现同步快速发展态势。为适应本门课程教学体系的变革和相关技术的发展，我们组织来自国内部分高等院校、采供血机构和医疗机构的专家学者，共同编写了《临床输血检验技术实验指导》。编者们在医学院校中从事临床输血检验专业教学或在采供血机构及医院里从事临床输血的实际工作，考虑到国内各高校医学检验技术专业的教学条件，同时也体现实验教程的实用性和指导性，在参照国内其他相关教材或实验操作规程的基础上，结合编者们的工作实践和教学体会，完成了本书的编写工作。本教材在编写内容上既保留了经典的实验内容，又增加了很多新技术和新方法，以满足和适应当前临床输血实际工作的需要。

　　由于编者们的专业素质和水平所限，疏漏之处在所难免，希望各位同仁和同学们在使用和参考本教材的过程中，对不足之处给予批评指正。最后，对参与本教材编写的各位同仁表示诚挚的谢意，感谢大家在百忙中抽出宝贵的时间合作完成此教材的编写工作。

孙晓春　彭永正　王勇军

2022 年 11 月 8 日

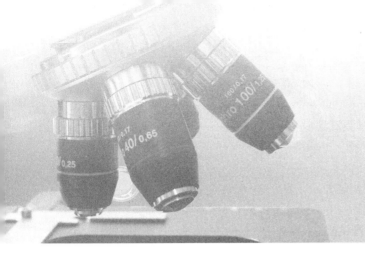

目　录

实验一　ABO 血型鉴定 ……………………………………………………… 1
　　一、试管法 ………………………………………………………………… 1
　　二、微柱凝集试验技术 …………………………………………………… 3
实验二　ABO 亚型鉴定 ……………………………………………………… 7
　　一、ABO 正反定型试验 …………………………………………………… 7
　　二、吸收放散试验确认弱 A 或弱 B 亚型 ……………………………… 9
实验三　RhD 血型鉴定 ……………………………………………………… 11
实验四　Rh 表型分型 ………………………………………………………… 13
实验五　MNSs 血型鉴定 …………………………………………………… 16
实验六　P1PK 血型鉴定 …………………………………………………… 19
实验七　唾液中 HAB 血型物质测定 ……………………………………… 21
实验八　ABO 基因分型 ……………………………………………………… 24
实验九　红细胞意外抗体筛选试验 ………………………………………… 28
实验十　红细胞意外抗体鉴定试验 ………………………………………… 31
实验十一　交叉配血试验 …………………………………………………… 34
　　一、盐水介质交叉配血试验 ……………………………………………… 34
　　二、抗球蛋白介质交叉配血试验 ………………………………………… 35
　　三、聚凝胺介质交叉配血试验 …………………………………………… 37
　　四、微柱凝胶介质交叉配血试验 ………………………………………… 39
实验十二　吸收试验 ………………………………………………………… 42
　　一、冷抗体吸收试验 ……………………………………………………… 42
　　二、温抗体吸收试验 ……………………………………………………… 44
实验十三　放散试验 ………………………………………………………… 46
　　一、冷放散试验 …………………………………………………………… 46
　　二、热放散试验 …………………………………………………………… 47
　　三、乙醚放散试验 ………………………………………………………… 49
实验十四　血清抗体效价测定 ……………………………………………… 51
　　一、IgM 抗 -A（B）效价测定 ……………………………………………… 51
　　二、IgG 抗 -A（B）效价测定 ……………………………………………… 52

实验十五　直接抗球蛋白试验 55
实验十六　ABO 血型不合新生儿溶血病检查试验 58
　　一、母体血清中 IgG 抗体效价测定 58
　　二、新生儿红细胞直接抗球蛋白试验 60
　　三、新生儿血浆（血清）游离抗体检查 62
　　四、新生儿红细胞抗体放散试验 63
实验十七　Rh 血型不合新生儿溶血病检查试验 65
　　一、母体血清中 IgG 抗 -D 效价测定 65
　　二、新生儿红细胞直接抗球蛋白试验 66
　　三、新生儿血浆（血清）游离抗体检查 67
　　四、新生儿红细胞抗体放散试验 68
实验十八　简易致敏红细胞血小板血清学试验 69
实验十九　微柱凝胶血小板相容性试验 72
实验二十　血小板特异性抗原 1~16 检测 74
实验二十一　血小板特异性抗原基因分型实验 76
实验二十二　血清学分型方法 79
　　一、微量淋巴细胞毒试验 79
　　二、酶联免疫吸附试验 81
实验二十三　细胞学分型方法 83
实验二十四　HLA 分子生物学分型方法 86
实验二十五　群体反应性抗体测定 90
　　一、淋巴细胞毒交叉配合试验 90
　　二、酶联免疫吸附试验 92
实验二十六　红细胞的制备 94
　　一、悬浮红细胞的制备 94
　　二、洗涤红细胞的制备 95
　　三、冰冻与解冻去甘油红细胞的制备 97
实验二十七　浓缩血小板的制备 99
实验二十八　单采血小板的制备 101
实验二十九　新鲜冰冻血浆的制备 103
实验三十　冷沉淀的制备 105
实验三十一　ABO 疑难血型鉴定——综合性试验 108
实验三十二　ABO 疑难血型鉴定——设计性试验 111

实验一 ABO 血型鉴定

ABO 血型鉴定可分为正定型和反定型两大类，正定型是指用已知的特异性抗体去鉴定红细胞膜上未知的抗原；反定型是指用已知血型抗原的红细胞去鉴定血清中的未知抗体。ABO 血型鉴定时，正定型和反定型结果必须一致才可以报告 ABO 血型结果。

【实验目的】

1. 学习 ABO 血型鉴定方法。
2. 观察红细胞凝集现象，掌握 ABO 血型鉴定原理。
3. 通过实验认识血型鉴定在输血中的重要性。

【实验原理】

根据红细胞上有无 A 抗原和 / 或 B 抗原，将血型分为 A 型、B 型、AB 型和 O 型 4 种。A 型人血清中含抗 -B 抗体，B 型人血清中含抗 -A 抗体，O 型人血清中含抗 -A 抗体和抗 -B 抗体，AB 型人血清中不含 ABO 抗体。可采用抗 -A 和抗 -B 试剂血清鉴定红细胞上有无对应的 A 抗原 /B 抗原（正定型），采用 A 型试剂红细胞和 B 型试剂红细胞检测血清中有无对应的抗 -A/ 抗 -B 抗体（反定型），必须从正定型和反定型两项实验来鉴定样本的 ABO 血型。

一、试管法

【主要器材】

10mm × 75mm 透明试管、微量移液器（或滴管，每滴 50μl）、普通光学显微镜、血清学专用水平离心机。

【主要试剂】

抗 -A、抗 -B 和抗 -AB 试剂血清，2%~5% A、B 型和 O 型红细胞悬液。

【实验标本】

在采集标本前对患者 / 献血者无特殊要求，血液采集应符合相关的技术标准及管理规范。含有或不含有抗凝剂的标本均可使用。标本采集以后应尽快进行检测；如果实验不能立即进行，应将标本置于 2~6℃保存。已凝集的标本以及用乙二胺四乙酸（ethylenediaminetetra-acetic acid，EDTA）钾盐、肝素或柠檬酸盐抗凝的标本应在 7d 内检测。献血员标本应在其保存有效期内检测。

【操作步骤】

1. 取 10mm×75mm 试管 6 支，分别标注抗 -A、抗 -B、抗 AB 及 A、B 和 O 型红细胞。

2. 在标注好的试管里加入对应试剂血清 / 被检血清 100μl（加样量也可按照试剂盒说明书操作）。

3. 对应的试管里加入 2%~5% 的被检红细胞 / 试剂红细胞 50μl。

4. 混匀，立即 1 000×g 离心 15s。

5. 结果分析和判断

先以肉眼观察上清液有无溶血现象，然后轻轻摇动试管，使沉于管底的细胞悬浮，检查有无凝集块。溶血或凝集都判定为阳性结果；重悬红细胞扣后的红细胞均匀悬浮无凝集判定为阴性结果。结果判定标准见表 1-1。

表 1-1　ABO 血型结果判定表

被检红细胞与试剂血清的凝集反应			被检血清与试剂红细胞的凝集反应			ABO 血型结果判定
抗 -A	抗 -B	抗 -AB	Ac	Bc	Oc	
-	-	-	+	+	+	O
+	-	+	-	+	-	A
-	+	+	+	-	-	B
+	+	+	-	-	-	AB

+：凝集或溶血，-：不凝集

【注意事项】

1. 正定型注意事项　标准血清应在有效期内使用，保证其有高效价、强凝聚力。标准血清从冰箱取出后，应待其平衡至室温再用，用完后应尽快放回冰箱。要正确存放，严防污染。目前，用于 ABO 血型鉴定的标准血清来源有两种途径，且质量必须符合下列要求。

（1）人 ABO 血型单克隆抗体：①特异性高；②效价高，抗 -A、抗 -B 均 ≥128；③亲和力强，对 A_1、A_2、A_2B 型红细胞开始出现凝集的时间分别是 15s、30s、45s 之内；抗 -B 对 B 型红细胞凝集时间为 15s 内；④稳定性：单克隆抗体没有人血清抗体稳定，故应认真筛选单克隆抗体并选择合适的稳定剂；⑤无菌；⑥已灭活补体。

（2）人血清 ABO 血型抗体：①特异性高；②效价高，抗 -A ≥128，抗 -B ≥64；③亲和力强，反应开始 15s 内即出现凝集，3min 时凝块 >1mm^2；④稳定性高；⑤无菌；⑥已灭活补体。

(3)试管和微量移液器必须干燥清洁,防止溶血:为避免交叉污染,建议试管和微量移液器均一次性使用。标本新鲜,符合要求,防止污染,不能有溶血。标本和试剂比例要适当,一般先加血清,然后再加红细胞悬液,以便核实是否漏加血清。更换新批号抗血清或对试验有怀疑时,可设阳性、阴性和自身对照,抗 -A 管的阳性对照用抗 -A 标准血清加已知的 A 型红细胞,抗 -B 管的阳性对照用抗 -B 标准血清加已知的 B 型红细胞,阴性对照组用 AB 型血清加已知的 O 型红细胞,自身对照用受检者血清加受检者的红细胞。判定结果时,首先看对照管,当阳性对照管为阳性、阴性对照管为阴性、自身对照管为阴性时,测定结果才可信,否则必须查找原因。IgM 抗 -A/ 抗 -B 与相应红细胞的反应温度以 4℃ 最强,但为了防止冷凝集现象干扰,一般在室温 20~24℃ 内进行试验,而在 37℃ 条件下,可使反应减弱。婴幼儿红细胞抗原未发育完全、老年体弱者抗原性较弱,最好采用试管法鉴定血型。

(4)有些疾病可能使红细胞定型困难:①严重肠道细菌感染,其代谢产物使红细胞出现类 B 现象与抗 -B 血清出现假凝集;②严重细菌感染可激活正常存在于红细胞上的 T 抗原,与各型血清中正常存在的抗 -T 反应,出现全凝集现象;③血清中存在的病理性冷凝集素干扰血型鉴定;④部分高球蛋白和异常高球蛋白血症患者(如慢性肝病、多发性骨髓瘤等);⑤红细胞血型鉴定困难时,需加做自身血清与自身红细胞对照、自身红细胞与生理盐水对照,以及通过抗体吸收放散试验来进行血型物质的鉴定,甚至通过亲属的血型家系调查分析进行综合判断;⑥输入异型血或做过异型血骨髓移植患者,在血型鉴定时可能出现混合外观。

2. 反定型注意事项

(1)试管离心后,应先观察上清液有无溶血现象,然后再摇动底层红细胞进行观察。若出现溶血现象,表明存在抗原抗体反应并有补体激活,应视为阳性反应。新鲜血清做反定型时,可由于补体作用而发生溶血,如未注意溶血现象,会使结果判断错误或漏报溶血现象。

(2)先天性免疫球蛋白缺乏,长期大量应用免疫抑制剂,血型抗体可减弱或消失;血清中存在自身免疫性抗体、冷凝集素效价增高、多发性骨髓瘤、免疫球蛋白异常均可造成反定型困难;新生儿体内可存在来自母亲的血型抗体,且自身血型抗体效价又低,因而出生 6 个月内的婴儿不宜做反定型。有些老年人血清中 ABO 抗体效价太低,亦可引起假阴性或血型鉴定错误。

二、微柱凝集试验技术

【实验原理】

微柱凝集试验技术是基于游离红细胞能通过而凝集红细胞不能通过特殊结构的凝胶介质,从而使不同状态的红细胞得以分离。

【主要器材】

全自动血型及配血分析系统、专用离心机、微量移液器、一次性加样吸头。

【主要试剂】

微柱凝集血型卡、人 ABO 血型反定型用 3% 红细胞试剂盒、等渗盐水。

【实验标本】

在采集标本前对患者/献血者无特殊要求,血液采集应符合相关的技术标准及管理规范。含有或不含有抗凝剂的标本均可使用。标本采集以后应尽快进行检测;如果实验不能立即进行,应将标本置于 2~6℃保存。已凝集的标本以及用 EDTA-K$_2$、肝素或柠檬酸盐抗凝的标本应在 7d 内检测。献血员标本应在其保存有效期内检测。

采集自脐带血的红细胞应确保没有污染物,如沃顿胶质(Wharton's jelly)、组织等。如怀疑样品污染需用生理盐水洗涤。

红细胞悬液可参考表 1-2 用生理盐水进行配制。

表 1-2　红细胞浓度配制参考表

生理盐水体积 /ml	压积红细胞体积 /μl	红细胞浓度 /%
1	40	3
1	50	4
1	65	5
1	10	0.8
0.8	10	1.0

全血标本以 900×g~1 000×g 离心 5min,即可得到浓度约 80% 的浓缩红细胞。按此离心要求可避免过度浓缩红细胞,否则可能会导致假阳性结果。

【操作步骤】

以下操作步骤仅适用微柱凝集血型试剂卡的手工检测。当使用自动设备时,请依照设备制造厂商提供的操作手册。实验室必须依据已批准的实验室验证程序来证明该试剂卡与自动设备的匹配性。

1. 依照说明书,配制红细胞悬液。

2. 取出试剂卡,使用前确保试剂卡和试验样本均完全平衡至室温;在有条形码的一面做标本标记。

3. 使用打孔器打孔,将试剂卡倒置下压,插入打孔器中,然后滑出打孔器支架。注意:打孔后的试剂卡必须在 1h 内使用。

4. 反定型时,向相应试剂卡的反应腔中(第 5、6 号微柱)加入 50μl 0.8% 反定型的红细胞试剂,或者加入 10μl 3% 反定型的红细胞试剂。

5. 向相应试剂卡的反应腔中(第 5、6 号微柱)加入 50μl 血浆(血清)。必要时轻弹几下微柱,使反应物充分混匀。

6. 正定型时,向相应试剂卡的反应腔中(第 1、2、3、4 号微柱)加入 12.5μl 的 3%~5% 红细胞悬液,或者 40μl 的 1.0% 红细胞悬液,或者 50μl 的 0.8% 红细胞悬液。

7. 使用专用离心机离心 10min,注意离心必须在加样完成后 30min 内进行。

8. 从微柱的正反两面判读凝集和/或溶血结果。

9. 在有较强阳性反应的试剂卡一侧读取并记录反应强度。

10. 结果判读,结果判断及意义见表1-3。

表1-3 ABO定型微柱凝集试验结果判断及意义

结果判断	意义
阳性结果(+)	红细胞凝集是阳性结果,表明存在相应的抗原。反定型鉴定中,无论是凝集还是未凝集的溶血结果均可认为是阳性结果。
阴性结果(−)	红细胞未凝集或无溶血是阴性结果,表明不存在相应的抗原抗体反应。
质控柱	如果质控柱表现为阳性,则无法对测试结果作出合理的解释。需要用户进行进一步的研究以确定质控柱反应的血清学基础。溶血会导致玻璃珠以上的试剂呈粉红颜色。部分溶血时,有可能不出现凝集。判定结果需以第一次离心的结果为准,并从卡的正反两面观察凝集情况,因为反应强度会在两面有所差异;记录反应最强的一面作为该柱的反应结果。
4+	红细胞在柱的上面凝集,并形成一个环形带。
3+	大部分红细胞停留在玻璃柱的上半部分。
2+	红细胞分布于整个柱体,柱的底部可见少量的细胞。
1+	大部分红细胞停留在柱的下半部分,柱的底部可见一些红细胞。
0.5+	大部分红细胞穿过玻璃珠的缝隙,在微柱的底部形成一个粗糙(而非平整)的红细胞聚集带。聚集带的上方可见少量的红细胞。
−	为阴性反应,所有红细胞均穿过玻璃珠的缝隙,在柱的底部形成一个平整的红细胞聚集带。

【注意事项】

1. 所有血液标本以及与血液有接触的材料都视同传染性物质,按传染性物质处理程序进行处理。

2. 有些试剂卡成分可被视为具有危险性或潜在的传染性,应按照相关规定处理。

3. 不适宜的存储条件可能会影响产品质量。每个试剂盒外包装上面都贴有一个圆形的温度监控标签,如果标签圆圈内的红色标记达到或者超过标签边的标准色,则表明试剂卡曾暴露于可影响其所含试剂性能的温度(超过42℃)下。若使用这些试剂卡可能会产生假阴性结果。

4. 请勿使用超过有效期的试剂卡。

5. 试剂卡中液体试剂的冷冻或蒸发都有可能影响未凝集红细胞通过玻璃珠到达微柱的底部。

6. 请勿使用表面破损的试剂卡(如封口膜破裂,柱中有裂隙或气泡)或微柱内试剂液体明显干涸(即液面低于玻璃珠介质)或褪色的试剂卡(由细菌污染引起,可导致假阳性检测结果)。

7. 专用离心机专为该血型诊断试剂卡提供离心参数。离心机的适当校准是取得准确检测结果的基础。

8. 不恰当的技术操作会导致错误结果,具体原因如下:①未使用试剂说明书"样本的收集与准备"中推荐的红细胞浓度;②实验过程中的辅助材料发生微生物污染;③使用了含有颗粒物质的样本(阻碍了红细胞自由穿过微柱中的介质);④采用了严重溶血的标本(可能影响结果判读）。

9. 疾病对血型鉴定的影响同试管法。

【方法学评价】

1. 试管法

优点：试管法是实验室进行血型鉴定的基础,可以根据实验需求设计不同的反应环境,有利于检出 ABO 血型的亚型、弱抗原和弱抗体。

缺点：对实验人员的操作水平与判读水平要求高,不易标准化,不能自动化,结果不便于保存。

2. 微柱凝集试验技术

优点：方法敏感,标本量少,操作更为简便、省时、易于判断,降低了人为错误的发生率,结果便于保存。

缺点：由于标本量少,不能根据实验需求设计不同的反应环境,易漏检弱抗原、弱抗体和亚型。

【临床意义】

1. 临床输血 输血前必须进行血型鉴定与输血相容性检测。

2. 母婴 ABO 血型不合引起的新生儿溶血病（hemolytic disease of the newborn, HDN）,主要是依靠血型血清学检查来诊断。

3. 亲子鉴定等。

【思考题】

1. ABO 血型鉴定的原理?

2. ABO 血型鉴定实验中,抗原抗体反应? 最适宜的反应温度是多少?

3. 影响 ABO 血型鉴定的常见因素有哪些?

4. ABO 血型鉴定要进行哪些对照? 为什么?

（吴新忠   刘棋枫）

实验二　ABO 亚型鉴定

ABO 亚型是指属于同一种血型抗原,但抗原结构、性能或抗原表位数有一定差异的血型。ABO 亚型是一种弱表现型,是由遗传基因所决定的。亚型常常会对血型的鉴定造成干扰,因此,对 ABO 血型亚型的鉴定也是保证输血安全的重要环节。

【实验目的】

了解 ABO 亚型的血清学特征及实验操作过程。

一、ABO 正反定型试验

【实验原理】

ABO 亚型在常规 ABO 定型试验中常表现为正反定型结果不一致,表型分型是通过红细胞上携带 A 或 B 抗原数量多少和分泌型中 HAB 血型物质的不同来区分。红细胞上携带 A 或 B 抗原数量差异可以通过与抗 -A、抗 -A$_1$、抗 -B 及抗 -AB 的凝集反应程度以及进行吸收和放散试验的结果来分析,分泌型中 HAB 血型物质常通过唾液样本进行凝集抑制试验来鉴定。

【主要器材】

普通光学显微镜、离心机、微量移液器、小试管、记号笔等。

【主要试剂】

单克隆或多克隆的抗 -A、抗 -A$_1$、抗 -B、抗 -AB、抗 -H 试剂、2%~5% 的 A$_1$ 型、A$_2$ 型、B 型和 O 型红细胞悬液等。

【实验标本】

受检者血样本(抗凝或不抗凝血均可)。

【操作步骤】

1. 取 5 支干净试管，做好标记，分别加入抗 -A、抗 -A₁、抗 -B、抗 -AB 和抗 -H 试剂各 50μl；再分别加入 50μl 制备好的 2%~5% 受检者的红细胞悬液。

2. 另取 4 支干净试管，做好标记，分别加入受检者血浆或血清 100μl，依次分别加入 A₁、A₂、B 和 O 型试剂红细胞各 50μl。

3. 轻轻混匀，根据试剂厂商的使用说明书进行离心。一般为室温下，1 000×g 离心 15~30s。

4. 轻轻摇动试管，观察凝集强度并记录结果。

5. 有条件时可加测分泌型个体唾液中的 A、B 和 H 物质。

6. 必要时需要用待检红细胞与抗 -A、抗 -A₁、抗 -B 及抗 -AB 试剂进行吸收和放散试验。

7. 结果判断　亚型分型按照表 2-1 进行判定。

表 2-1　ABO 亚型的血清学鉴定表

红细胞表型	红细胞与已知抗血清反应					血清与标准红细胞反应				唾液分泌型
	抗 -A	抗 -B	抗 -AB	抗 -H	抗 -A₁	A₁	A₂	B	O	
A₁	4+	–	4+	1+	4+		–	4+	–	A、H
Aint	4+	–	4+	3+	2+		–	4+	–	A、H
A₂	4+	–	4+	3+	–	–/2+	–	4+	–	A、H
A₃	2+/MF	–	2+/MF	3+	–	–/2+	–	4+	–	A、H
Am	–/w+	–	–/w+	4+	–	–	–	4+	–	A、H
Ax	–/w+	–	+/2+	4+	–	–/2+	–	–/+	4+	H
Ael	–	–	–	4+	–	–/2+	–	4+	–	H
Ah	w+	–	w+	–	–	+	+	4+	3+	O
Ah 孟买	w+	–	w+	–	–	–	–	4+	–	A、H
B	–	4+	4+	2+		4+	3+	–	–	B、H
B₃	–	2+/MF	2+/MF	4+		4+	3+	–	–	B、H
Bm	–	–/w+	–/w+	4+		4+	3+	–	–	B、H
Bx	–	–/w+	w+/2+	4+		4+	3+	w+	–	H
Bh	–	w+	w+	–		4+	3+	+	3+/4+	无
Bʰₘ 或 Bh 孟买	–	w+	w+	–		4+	3+	–	–	B、H
B（A）	+/2+	4+	4+	–/+		4+	3+	–	–	B、H
A₂B	4+	4+	4+	–		–/2+	–	–	–	H/A/B
A₃B	MF	4+	4+	–		–/+	–	–	–	H/A/B
O	–	–	4+			4+	4+	4+	–	H
Oh	–	–	–	–		4+	4+	4+	4+	

+~4+：凝集强度递增；w+：弱凝集；MF：混合凝集外观；–：无凝集

二、吸收放散试验确认弱 A 或弱 B 亚型

【实验原理】

一些 ABO 亚型的抗原非常弱,以致直接凝集试验检测不到,甚至在降低孵育温度和增强抗体强度后仍检测不到这些弱抗原。可先用抗 -A 或抗 -B 吸附红细胞上的 A 抗原和 / 或 B 抗原,然后将结合的抗体放散下来,放散液通过与试剂 A_1 和 B 型红细胞的反应,来评价放散液中是否有抗 -A 或抗 -B 抗体。对于正定型单克隆抗 -A、抗 -B 及人源抗 -A、抗 -B 均无法检出抗原,且反定型检出相应抗体的标本,需要进行吸收放散试验。

【主要器材】

微量移液器、小试管、记号笔、离心机、显微镜等。

【主要试剂】

生理盐水、人源性抗 -A 和 / 或抗 -B 试剂、放散试剂(见实验十三)、3 人份的 O 型红细胞、3 人份的 A_1 或 B 型红细胞。

【实验标本】

受检者红细胞。

【操作步骤】

1. 用生理盐水洗涤 1ml 待测红细胞至少 3 次,最后一次弃上清液留压积红细胞。

2. 加 1ml 抗 -A 试剂(如果怀疑 A 亚型)或 1ml 抗 -B 试剂(如果怀疑 B 亚型)到洗涤好的压积红细胞内。

3. 混匀红细胞和抗体试剂,置于 4℃孵育 1h,期间间歇性混匀 3~4 次。

4. 离心混合物,吸除所有上清液。

5. 将细胞吸至另一个洁净的试管中。

6. 用 10ml 以上 4℃生理盐水至少洗涤 8 遍。将末次洗涤上清液分装到新的试管中,与放散液做平行试验。

7. 选用一种适合的放散方法(如热放散)重获 ABO 抗体(见实验十三)。

8. 检测放散液和第 6 步中获得的末次洗涤液,分别与 3 份 O 型红细胞以及 3 份 A_1 型或 B 型红细胞反应(根据吸收所用抗体选择合适的 A_1 型或 B 型红细胞)。向两组试管中分别加 $100\mu l$ 放散液和洗涤液,然后向试管中加上述红细胞悬液 $50\mu l$,立即离心检查凝集。

9. 如果离心后没有观察到凝集,室温孵育 15~30min。

10. 如果室温孵育后仍没有凝集,37℃孵育 15~30min,做间接抗人球蛋白试验。

11. 结果判断

(1)放散液中出现抗 -A 或抗 -B,说明待测红细胞上有 A 或 B 抗原。只有符合以下情况,试验结果才是有效的:①任何阶段,放散液与所有 3 份抗原阳性的红细胞反应;②放散

液与所有 3 份 O 型红细胞不反应;③末次洗涤液与所有 6 份红细胞均不发生反应。

(2)放散液与抗原阳性的红细胞不反应表明待测红细胞上不表达 A 或 B 抗原。不反应也可能是没有正确做好吸收放散试验。

(3)放散液与某些或全部抗原阳性红细胞以及 O 型红细胞反应,说明试验过程中释放了一些额外的抗体。

(4)如果末次洗涤液与抗原阳性红细胞反应,试验是无效的。说明放散试验前,未结合的试剂抗体没有洗涤干净。

(5)A₁ 型、B 型或 O 型红细胞可以平行进行吸收放散试验,作为该实验的阳性或阴性对照。

【注意事项】

1. 新生儿红细胞血型抗原较弱,不宜作亚型定型。

2. 严格按操作规程或试剂盒说明书操作。

3. 实验过程中需评估试剂质量,保证试剂的有效性。如 A₁ 和 A₂ 对照红细胞都凝集,表示 A₁ 血清有问题;如 A₁ 和 A₂ 对照红细胞都不凝集,延长观察时间仍未凝集,说明 A₁ 血清有问题。

4. 如血清学方法不能正确判断亚型,可采用分子生物学方法进行检测鉴定。

【临床意义】

1. 亚型鉴定的意义在于为受血者选择合适的血液,如受血者血液中没有抗 -A₁ 等意外抗体,通常不必进行亚型鉴定。

2. 分析正反定型试验不符结果,防止误定血型引起的临床溶血性输血反应。A 亚型可干扰血型鉴定或者交叉配血试验,导致正反定型试验结果不符或配血不合。

【思考题】

1. 待检红细胞与抗 -A 出现凝集,与抗 -A₁ 无凝集,考虑有哪些可能性?

2. 在临床输血工作中是否有必要常规检测 A₂ 亚型,为什么?

(李晓非　龚道元)

实验三　RhD 血型鉴定

RhD 抗原鉴定根据所用抗体的类型不同而选择不同的实验方法,如为 IgM 抗 -D 抗体,则可用盐水介质法、中性凝胶微柱凝集试验法;如为 IgG 抗 -D 抗体,则可采用酶介质法、抗球蛋白介质法、聚凝胺介质和抗人 IgG 抗体特异凝胶微柱凝集试验法等。

以 RhD 血型鉴定盐水介质法进行如下说明:

【实验目的】

1. 掌握 RhD 血型鉴定操作方法。
2. 掌握 RhD 抗原的临床意义。

【实验原理】

单克隆 IgM 抗 -D 试剂与红细胞膜上 D 抗原反应,在盐水介质中产生肉眼可见凝集反应。

【主要器材】

小试管、试管架、标记笔、一次性吸管、微量移液器、离心机、载玻片和显微镜等。

【主要试剂】

生理盐水、单克隆 IgM 抗 -D 试剂、RhD 阳性和阴性红细胞。

【实验标本】

抗凝血或不抗凝红细胞,配成 2%~5% 待检红细胞悬液。

【操作步骤】

1. 标记　取 3 支小试管,分别标记为待检管、阳性对照管和阴性对照管。
2. 加试剂　各管加入 50μl 单克隆 IgM 抗 -D 试剂。
3. 加红细胞悬液　在标记各管中分别对应加入 50μl 待检红细胞悬液、2%~5% RhD 阳性和阴性红细胞悬液,混匀。

4. 离心   以 1 000×g 离心 15s（或按照试剂说明书要求进行）。

5. 观测结果   轻摇试管,肉眼或镜检观察红细胞有无凝集。

6. 判断结果   阳性管凝集,阴性管不凝集;待测管凝集为阳性,不凝集为阴性。

【注意事项】

1. 可以采用玻片法鉴定,红细胞浓度一般为 30%~50%,反应 2min 后观察结果。

2. Rh 定型主要鉴定 D 抗原,定型时应按抗 -D 血清试剂的使用说明进行,并注意必须有严格的对照试验,包括阴性对照试验、阳性对照试验和试剂对照试验。

3. Rh 血型系统的抗体多由后天免疫刺激（如输血或妊娠）产生,不需做反定型实验,也不能通过反定型验证 Rh 血型。

4. 待检红细胞与抗 -D 试剂在盐水介质中（如试管法）不凝集,应进行 Rh 阴性确认试验,一般使用三种以上 IgG 抗 -D 试剂进行间接抗球蛋白试验。如三种 IgG 抗 -D 试剂抗人球蛋白试验的结果均为阴性,即可判定为 Rh 阴性,如果抗球蛋白试验有一种或一种以上的 IgG 抗 -D 试剂的结果为阳性,即可判定为 Rh 阳性,则该个体为弱 D 表型。

5. 部分弱 D 型个体经输注 RhD 阳性红细胞后可能产生抗 -D 抗体。所以受血者若为弱 D 型,应视作 Rh 阴性处理,输注 Rh 阴性血液。供血者为弱 D 型,其血液应作为 Rh 阳性血液。

【临床意义】

1. Rh 血型鉴定及交叉配血   输血前进行 Rh 血型鉴定是保证输血安全的重要措施。一般人正常血清中不存在 Rh 抗体,但鉴于临床情况的复杂性,提倡每次输血前均须进行 ABO 和 Rh 血型鉴定。

2. 新生儿溶血病诊断   如果母体血液中含有针对胎儿红细胞的 IgG 类 Rh 抗体,该抗体可以通过胎盘破坏胎儿红细胞,引起新生儿溶血病。因此,检测母体 Rh 抗体,可以尽早发现和避免新生儿溶血病。

【思考题】

1. Rh 血型鉴定还有哪些方法？各有何优缺点？

2. Rh 阴性个体受到 D 抗原刺激后是否都会产生抗 -D？

（徐菲莉 龚道元）

实验四　Rh 表型分型

Rh 表型分型实验是采用抗 -C、抗 -c、抗 -D、抗 -E、抗 -e(IgM+IgG)混合型血清分型试剂检测待测红细胞上的相应抗原。该实验有助于发现 Rh 阴性患者,为患者的输血安全提供保障,具有重要的检测意义。

【实验目的】

1. 掌握 Rh 表型分型的实验原理、结果判断及临床意义。
2. 熟悉 Rh 表型分型的实验操作。
3. 了解 Rh 表型分型实验的注意事项。

【实验原理】

利用抗 -C、抗 -c、抗 -D、抗 -E、抗 -e(IgM+IgG)混合型血清分型试剂对待测红细胞上相应 Rh 血型抗原进行鉴定。

【主要器材】

显微镜、离心机、试管、微量移液器、试管架、记号笔。

【主要试剂】

抗 -C、抗 -c、抗 -D、抗 -E、抗 -e 血型定型试剂、生理盐水。

【实验标本】

2%~5% 的待检红细胞生理盐水悬液。

【操作步骤】

1. 将受检者抗凝血红细胞用生理盐水洗涤 1~2 次,配成 2%~5% 红细胞生理盐水悬液。
2. 取 5 支试管,分别标记为抗 -C、抗 -D、抗 -E、抗 -c、抗 -e,每管分别加入相应的抗 -C、抗 -D、抗 -E、抗 -c、抗 -e 血型定型试剂各 50μl。
3. 再向各管加入 2%~5% 待检红细胞生理盐水悬液 50μl,混匀,以 $1\,000 \times g$ 离心 15s。

13

4. 斜持试管,轻轻摇动,肉眼或显微镜观察红细胞凝集度。

5. 检查和记录凝集结果。

6. 结果分析

(1)阴性结果:红细胞均匀悬浮无凝集。

(2)阳性结果:红细胞凝集。

(3)结果判断见表4-1。

表 4-1　Rh 表型结果判断

与 Rh 试剂血清的反应					基因型	表型	临床上通称的 Rh 阳性及阴性
抗 -C	抗 -c	抗 -D	抗 -E	抗 -e			
+	+	+	+	+	cde/CDE Cde/cDE cdE/CDe CdE/cDe	CcDEe	Rh 阳性
+	−	+	−	+	CDe/CDe CDe/Cde	CCDee	Rh 阳性
+	+	+	−	+	CDe/cde CDe/cDe cDe/Cde	CcDee	Rh 阳性
+	−	+	+	−	CDE/CDE CDE/CdE	CCDEE	Rh 阳性
−	+	+	+	−	cDE/cDE cDE/cdE	ccDEE	Rh 阳性
−	+	+	−	+	cDe/cDe cDe/cde	ccDee	Rh 阳性
−	+	+	+	+	cde/cDE cDe/cDE cDe/cdE	ccDEe	Rh 阳性
+	−	+	+	+	CDe/CDE CDe/CdE CDE/Cde	CCDEe	Rh 阳性
+	+	+	+	−	cdE/CDE CdE/cDE cDE/CDE	CcDEE	Rh 阳性
+	−	−	−	+	Cde/Cde	CCdee	Rh 阴性

续表

与 Rh 试剂血清的反应					基因型	表型	临床上通称的 Rh 阳性及阴性
抗 -C	抗 -c	抗 -D	抗 -E	抗 -e			
−	+	−	+	−	cdE/cdE	ccdEE	Rh 阴性
+	+	−	+	+	Cde/cdE CdE/cde	CcdEe	Rh 阴性
+	+	−	−	+	Cde/cde	Ccdee	Rh 阴性
−	+	−	+	+	cdE/cde	ccdEe	Rh 阴性
+	−	−	+	−	CdE/CdE	CCdEE	Rh 阴性
+	−	−	+	+	CdE/Cde	CCdEe	Rh 阴性
+	−	−	+	−	CdE/cdE	CcdEE	Rh 阴性
−	+	−	−	+	cde/cde	ccdee	Rh 阴性

+:凝集反应阳性;−:凝集反应阴性

【注意事项】

1. 临床上如果只检查 Rh 血型阳性或阴性,只需用抗 -D 血清进行鉴别,如为阴性反应,应进一步排除弱 D 型,再做 Rh 表型分型。

2. 鉴定结果只与抗 -D 血清凝集,不与抗 -C、抗 -c、抗 -E 和抗 -e 血清凝集,则表明该受检者为 Rh 缺失型,用"-D-"来表示。

3. Rh 抗原的检测必须严格按照试剂血清的说明书操作,如试剂血清和红细胞的比例、孵育温度和离心时间等必须遵照说明书进行操作。

【方法学评价】

1. Rh 表型检测法反应快,操作简便,所需时间短,但试剂不易获得。

2. 使用试管法对 Rh 血型进行鉴定时,当反应强度小于 2+ 时,需要对弱 D 型进行进一步排除。当判断血型出现困难时,可借助分子生物学等方法对血型进行确认。

【临床意义】

Rh 血型是机体重要的血型系统,可通过输血或妊娠产生免疫性抗体,当遇到相应的抗原时,可与之结合,引起溶血反应或新生儿溶血病,严重时可致残甚至致死。另外,D 抗原的抗原性最强,其抗体与输血的关系仅次于 ABO 血型。因此,在一般的临床输血过程中,D 抗原的血型鉴定十分必要。

【思考题】

1. RhC、Rhc、RhE、Rhe 检测阴性者是否需要做确认实验?

2. 中国人常见的 Rh 表型有哪些? Rh 表型鉴定的临床意义是什么?

（莫 非　孙晓春）

实验五　MNSs 血型鉴定

MNSs 血型鉴定实验是利用 IgM 类特异性抗 -M、抗 -N、抗 -S、抗 -s 标准血清检测待测红细胞上相应的抗原。MNSs 血型的检测有助于指导临床用血，对预防溶血性输血反应及新生儿溶血病的发生有着重要的检测意义。

【实验目的】

1. 掌握红细胞 MNSs 血型鉴定的实验原理、结果判断及临床意义。
2. 熟悉 MNSs 血型鉴定的实验操作。
3. 了解 MNSs 血型鉴定实验的影响因素。

【实验原理】

利用 IgM 类特异性抗 -M、抗 -N、抗 -S、抗 -s 标准血清检测待测红细胞上有无相应的 M、N、S、s 抗原。IgM 类抗体与红细胞膜上相应的抗原反应时，可引起红细胞发生凝集。

【主要器材】

显微镜、离心机、试管、微量移液器、试管架、记号笔。

【主要试剂】

单克隆抗 -M、抗 -N、抗 -S、抗 -s 血型定型试剂、生理盐水。

【实验标本】

受检者抗凝血 1 份。

【操作步骤】

1. 将受检者抗凝血红细胞用生理盐水洗涤 1~2 次，配成 2%~5% 红细胞生理盐水悬液。
2. 取 4 支试管，分别标记为抗 -M、抗 -N、抗 -S、抗 -s，每管分别加入相应的抗 -M、抗 -N、抗 -S、抗 -s 血型定型试剂各 50μl。
3. 再向各管加入 2%~5% 待检红细胞生理盐水悬液 50μl，混匀，以 1 000×g 离心 15s。

4. 斜持试管,轻轻摇动,肉眼或显微镜观察红细胞凝集度。

5. 检查和记录凝集结果。

6. 结果分析

(1)阴性结果:红细胞均匀悬浮无凝集。

(2)阳性结果:红细胞凝集。

(3)结果判断见表 5-1。

表 5-1　MNSs 血型鉴定表

红细胞与抗血清的反应				血型判定
抗 -M	抗 -N	抗 -S	抗 -s	
+	−			MM
+	+			MN
−	+			NN
		+	−	SS
		+	+	Ss
		−	+	ss

+:凝集反应阳性;−:凝集反应阴性

【注意事项】

1. 严格按照血型抗体试剂说明书要求进行操作。

2. IgM 与相应红细胞的反应温度以 4℃最强,但为防止冷凝集现象干扰,一般在室温 20~24℃内进行实验,37℃条件可使反应减弱,导致弱抗原漏检。

3. 抗 -M 及抗 -N 血清系用含有 M 或 N 抗原的红细胞免疫家兔后提取血清制成。在实验过程中应严格掌握试剂和温度,并做阳性及阴性对照。

【方法学评价】

1. MNSs 血型检测法反应快,操作简便,所需时间短,但试剂不易获得,常规工作难以开展。

2. 因为木瓜蛋白酶或菠萝蛋白酶会破坏大部分血型糖蛋白 A 和 B,造成假阴性结果,所以不能使用酶介质法鉴定 M、N 抗原。

【临床意义】

1. MNSs 血型检测有助于指导临床用血,预防溶血性输血反应及新生儿溶血病的发生。

2. IgM 类抗 -M 和抗 -N 偶尔可见天然抗体,导致交叉配血试验不合。

3. IgG 类抗 MNSs 血型系统抗体(抗 -S、抗 -s 抗体)可引起新生儿溶血病及溶血性输血反应。若怀疑存在该系统抗体,需对患者进行相应抗原检测。

4. 我国汉族人群中 M 型占比为 45%~50%。

【思考题】

1. 在什么情况下需对受检者进行 MNSs 血型检测？
2. 抗 -M、抗 -N 抗体有何临床意义？
3. 检测 M、N 抗原时，为什么不能用酶介质法？

（莫　非　孙晓春）

实验六 P1PK 血型鉴定

P1PK 血型系统是第三个被发现的血型系统。P1PK 血型系统基因可编码 P_1 合成酶、P^K 合成酶和 P 合成酶。P_1 合成酶以副红细胞糖苷脂为底物合成 P_1 抗原;P^K 合成酶以乳糖神经酰胺为底物合成 P^K 抗原,P 合成酶以 P^K 为底物合成 P 抗原。临床上习惯上用抗 -P_1 血清将红细胞简单地分为 P_1 和 P_2(即非 P_1)两种表型,P_1 抗原阳性者为 P_1 表型,P_1 抗原阴性者为 P_2 表型。

【实验目的】

1. 掌握 P1PK 血型鉴定的原理及临床意义。
2. 熟悉 P1PK 血型系统的相关概念,熟悉 P1PK 血型鉴定的实验操作过程。

【实验原理】

IgM 抗 -P_1 与红细胞膜上的 P_1 抗原结合后,可使红细胞产生凝集反应。

【主要器材】

微量移液器、干净试管、离心机、显微镜。

【主要试剂】

抗 -P_1 分型血清、2%~5% P_1 和 P_2 红细胞生理盐水悬液。

【实验标本】

受检者外周血抗凝标本。

【操作步骤】

1. 取受检者血标本制备 2%~5% 红细胞生理盐水悬液。
2. 取干净试管 3 支,分别标记为受检者、P_1 对照、P_2 对照,各加入抗 -P_1 分型血清 50μl。
3. 在上述 3 支试管中分别加入受检者 2%~5% 红细胞生理盐水悬液以及 2%~5% P_1、P_2 红细胞生理盐水悬液各 50μl。

4. 轻轻混匀,放置室温中 5~15min。1 000×g 离心 15s。

5. 在显微镜下观察凝集,判断并记录实验结果。

6. 结果分析　P_1 对照凝集,P_2 对照不凝集,受检者红细胞凝集者为 P_1 表型、不凝集者为 P_2 表型。

【注意事项】

1. 严格掌握反应时间,时间过久容易出现假阳性。

2. 贮存的红细胞反应能力较弱,这给红细胞定型造成困难,所以做 P1PK 血型鉴定时要求较新鲜的血样标本。

3. 抗 -P_1 常属冷凝集 IgM,4℃为最适反应温度,偶尔可引起输血反应。

【临床意义】

1. 人血清中抗 -P_1 比较常见。通常为冷抗体,凝集反应很弱,如果温度超过 25℃,一般不出现凝集反应,也不会发生溶血反应。

2. P_1 抗原频率在人群中差异较大,白种人中约为 80%,非洲更高些,亚洲人中约为 30%。我国汉族人群中 P_1 型占 39.7%,P_2 型占 60.3%。

【思考题】

为什么说抗 -P_1 抗体的临床意义不大?

(罗小娟　彭志高)

实验七　唾液中 HAB 血型物质测定

大部分人的分泌液中含有 HAB 血型物质,它们能特异性地与相应抗体结合,从而抑制抗体与相应红细胞发生凝集。对唾液中 HAB 血型物质进行测定可以对 ABO 亚型的分类及某些特殊情况下血型的鉴定起到辅助作用。

【实验目的】

了解唾液 HAB 血型物质测定的原理和方法。

【实验原理】

HAB 血型物质除存在于人红细胞上外,也存在于某些人的分泌液中。分泌液中含有血型物质的个体称为分泌型,反之则称为非分泌型。

唾液中 HAB 血型物质为半抗原,属于糖蛋白,能特异性地与相应抗体结合,从而抑制抗体与相应红细胞发生凝集。因此,利用 HAB 抗血清凝集抑制试验可测定唾液中 HAB 血型物质,有助于 ABO 亚型的分类及某些特殊情况下血型的鉴定。

【主要器材】

试管、试管架、微量移液器、记号笔、离心机、电炉。

【主要试剂】

血清试剂稀释液、抗 -A、抗 -B 和抗 -H 血清试剂,2% 的 A、B、O 型红细胞悬液。

【实验标本】

受检者唾液。

【操作步骤】

1. 唾液标本的制备
(1)被检者漱口后留取自然流出的唾液 2ml,收集到试管中。
(2)将收集的唾液经 $1\,000 \times g$ 离心 10min。

（3）将上清液转移到 1 支干净试管中，煮沸 10min，使唾液淀粉酶失活。

（4）再次 1 000×*g* 离心 10min，留取上清液备用。

2. 抗血清的标化

（1）取 3 组试管，分别为抗 -A 组、抗 -B 组和抗 -H 组，每组 6 支试管，做好标记，用于倍比稀释。

（2）每管加血清试剂稀释液 50μl，每组第一管分别加抗 -A 组、抗 -B 组和抗 -H 组血清 50μl，然后依次做倍比稀释。

（3）每组试管对应加 2% 的 A、B、O 型红细胞悬液，摇匀，1 000×*g* 离心 15s，肉眼观察凝集现象。

（4）选择凝集反应出现"2+"凝集现象的试管对应的稀释度为最适稀释度，所得标化血清用于进行下一步凝集抑制试验。

3. 按照表 7-1 进行实验。

表 7-1 唾液中血型物质鉴定

	抗 -A 管 /μl	抗 -B 管 /μl	抗 -H 管 /μl
受检者唾液	50	50	50
标化抗 -A 血清	50		
标化抗 -B 血清		50	
标化抗 -H 血清			50
混匀，室温放置 10min			
2% A 型 RBC 生理盐水悬液	100		
2% B 型 RBC 生理盐水悬液		100	
2% O 型 RBC 生理盐水悬液			100
混匀，室温放置 1h 或 1 000×*g* 离心 15s，观察结果			

RBC：红细胞

4. 同时用生理盐水代替唾液作对照管，其他步骤与测定管相同。

5. 取试管 2 支，各加分泌型和非分泌型唾液 50μl 作为阳性和阴性对照管，再加最适稀释度抗 -H 血清 50μl，以 2% O 型红细胞作指示，同时进行实验。

6. 观察结果

（1）观察唾液测定管、盐水对照管、阳性对照管、阴性对照管的凝集强度。阴性对照管的凝集强度为"3+"～"4+"，阳性对照管的凝集强度为"–"，生理盐水对照管的凝集强度应大于相应的唾液测定管。

（2）在抗 -A、抗 -B、抗 -H 试管中，任何一管红细胞不凝集，均表示检测的唾液中存在相应的血型物质。结果判断见表 7-2。

表 7-2　唾液血型物质鉴定结果判断

	抗 -A 管	抗 -B 管	抗 -H 管	盐水对照	阳性对照	阴性对照
非分泌型	4+	4+	4+	4+	–	3+ ~ 4+
分泌 A 型	–	4+	1~4+	4+	–	3+ ~ 4+
分泌 B 型	4+	–	1~3+	4+	–	3+ ~ 4+
分泌 O 型	4+	4+	–	4+	–	3+ ~ 4+
分泌 AB 型	–	–	1~3+	4+	–	3+ ~ 4+

【注意事项】

1. 收集唾液标本时,为了促进唾液分泌,可让受检者咀嚼蜡、石蜡或橡皮带等物,但不能是口香糖或任何含糖或蛋白质的物质。

2. 唾液标本处理时,需预先离心除去沉淀再加热煮沸,否则沉淀中可能存在的细胞可释放 H 物质导致假阳性结果。

3. 如果试验要在几个小时内完成,可将处理后的唾液标本短时间保存在 4℃环境中。如果试验不能在 1d 内完成,应将标本置于 –20℃环境中,可保存数日。

4. 为防止弱分泌型漏检,应同时做盐水对照试验,比较两者凝集强度。

5. 有的唾液标本中血型物质浓度太高,可导致假阴性结果。可先将唾液标本稀释再进行试验。

【临床意义】

1. A 型分泌型人唾液中含有 A 型物质,B 型分泌型人唾液中含有 B 型物质,O 型分泌型人唾液中含有 H 型物质,AB 型分泌型人唾液中含有 A 型及 B 型物质。H 型物质在 A、B、O 及 AB 四型分泌型人唾液中均存在,但以 O 型人含量最多。

2. 当患者因输血导致 ABO 血型鉴定困难时,对于分泌型患者,可进行 HAB 血型物质检测辅助确定 ABO 血型。

【思考题】

1. 唾液血型物质还包括哪些? 唾液血型物质的测定有何优缺点?
2. 唾液血型物质测定的原理是什么?

（孙玲先　孙晓春）

实验八　ABO 基因分型

ABO 血型鉴定的准确性是保障临床输血安全、有效的前提。基于抗原抗体凝集反应的血清学方法,在 ABO 亚型、血型抗原减弱、cis AB、抗体消减、获得性 B 抗原的鉴定、类孟买血型、血型嵌合体、假凝集干扰等正反定型试验结果不符情况下,可以使用基因分型的方法进一步鉴定血型,保证血型鉴定的准确性。

【实验目的】

1. 掌握 ABO 基因分型的实验原理。
2. 了解 ABO 基因分型的实验过程。

【实验原理】

聚合酶链反应 - 序列分型技术(polymerase chain reaction-sequence based typing,PCR-SBT)通过聚合酶链反应(polymerase chain reaction,PCR)扩增 ABO 基因片段,对 ABO 基因的 DNA 序列进行分析,可以直接得到基因分型结果和发现新的突变。

【主要器材】

微量移液器、低温高速离心机、漩涡混匀仪、8 联管瞬时离心机、PCR 扩增仪、微波炉、电泳仪、凝胶成像仪、ABI 测序仪。

【主要试剂】

血液 DNA 提取试剂盒(离心柱型)、Green Master Mix、DNA marker、测序反应试剂盒、核酸外切酶(EXO I)、虾碱性磷酸酶(shrimp alkaline phosphatase,SAP)、Tris- 硼酸盐 -EDTA(TBE)缓冲液、琼脂糖、溴化乙锭、EDTA、无水乙醇。

【实验标本】

EDTA-K$_2$ 抗凝全血 2ml。

【操作步骤】

1. 待检标本基因组 DNA 提取　按血液 DNA 提取试剂盒说明书操作。

(1) 取 1.5ml 的离心管并标记,将 EDTA-K$_2$ 抗凝全血样本颠倒混匀后,取 500μl 转移至离心管中。

(2) 取 200ml 无水乙醇加入漂洗液 PW,充分混匀;68ml 无水乙醇加入缓冲液 GD 中,充分混匀。

(3) 向样本中加入 750μl 细胞裂解液 CL,充分颠倒混匀后高速离心机 11 500×g 离心 1min,弃去上清液,得细胞核沉淀。

(4) 将细胞核沉淀充分打散,再次加入 500μl 细胞裂解液 CL,充分颠倒混匀后, 11 500×g 离心 1min,弃去上清液,得细胞核沉淀。

(5) 将细胞核沉淀充分打散后加入 200μl 缓冲液 GS,振荡至充分混匀。

(6) 加入 20μl 蛋白酶 K 溶液,充分混匀后加入 200μl 缓冲液 GB,颠倒混匀,转移至样本架上,56℃水浴约 10min,期间颠倒混匀数次,直至溶液变清亮。

(7) 取出样本,擦干管壁及管盖水渍后加入 200μl 无水乙醇,颠倒混匀,此时可能出现絮状沉淀。

(8) 取出吸附柱置于收集管中并标记,将上一步所得溶液全部加入吸附柱中,13 400×g 离心 30s,倒掉收集管中的废液并将吸附柱放回收集管中。

(9) 向吸附柱中加入 500μl 缓冲液 GD,13 400×g 离心 30s,倒掉收集管中的废液并将吸附柱放回收集管中。

(10) 向吸附柱中加入 700μl 漂洗液 PW,13 400×g 离心 30s,倒掉收集管中的废液并将吸附柱放回收集管中。

(11) 再次向吸附柱中加入 500μl 漂洗液 PW,13 400×g 离心 30s,倒掉收集管中的废液并将吸附柱放回收集管中。

(12) 13 400×g 离心 2min,倒掉废液。

(13) 取干净的 1.5ml 离心管并标记,将吸附柱转入干净的离心管中,置于室温放置数分钟,彻底晾干吸附材料中残余的漂洗液。

(14) 向吸附柱的吸附膜中间位置悬空滴加 50~100μl 洗脱缓冲液 TB,室温放置 2~5min 后 13 400×g 离心 2min,将 DNA 溶液收集至离心管中。

(15) 将 45μl 缓冲液 TB 与 5μl DNA 溶液于比色杯中混匀,用紫外分光光度计测定所得基因组 DNA 浓度及纯度,浓度过高的样本用缓冲液 TB 进行稀释,将 DNA 溶液终浓度控制为 30~120ng/μl,纯度为 1.60~1.90。

2. ABO 基因扩增

(1) 扩增体系:Green Master Mix 7.5μl、引物 0.6μl、超纯水 5.9μl、样本 DNA 1μl,总体积 15μl。

(2) 扩增引物:F5'-GGCTGTTCTGAAGGTATTAG-3';R5'-ACGGACAAAGGAAACAGAG-3'。

(3) 扩增程序:94℃ 5min,94℃ 30s,60℃ 30s,72℃ 3min,共 35 个循环;72℃ 15min;4℃保存。

3. ABO 基因扩增产物电泳

(1) 在三角锥瓶中加入 TBE 缓冲液 100ml 及琼脂糖 2g 混匀,放入微波炉内加热至琼脂糖完全溶解。

(2)溶液冷却至 60℃时,加入溴化乙锭使其终浓度为 0.5μg/ml。

(3)将琼脂糖溶液倒入制胶模中,在适当位置插入梳子,冷却 30min,凝胶完全凝固后拔出梳子。

(4)向电泳槽中加入 0.5mol/L TBE 缓冲液,使其盖过凝胶板 2mm。

(5)在加样槽中分别加入 PCR 扩增产物和 DNA marker。

(6)接通电源以 110V 电泳 40min,在紫外成像仪上观察特异性 2 488bp 产物是否扩增成功并采集图像。

4. ABO 基因扩增产物纯化　向上一步剩余扩增产物中各加入 1μl EXO I 及 SAP,充分混匀;将反应体系置于 PCR 扩增仪上进行纯化反应,纯化程序如下:37℃ 30min,降解体系中多余的引物及 dNTPs,避免其对测序反应的影响;80℃ 15min,灭活 EXO I;SAP 4℃保存。

5. PCR 测序反应　将纯化后的扩增产物取出,振荡,离心。按照 DNA 测序反应试剂盒说明书操作。

(1)测序反应体系:5×PCR 测序反应缓冲液 0.975μl、Terminator 3.1Ready Reaction Mix 0.085μl、测序引物 0.5μl、超纯水 2.94μl、纯化后产物 0.5μl,总体积 5μl。

(2)测序反应引物:

Exon6	F:CCTGTCCCTTTGTTCTCCAA
	R:GCCACCCCACTCTGTCTT
Intron6	F:TCGACATCCTCAACGAGCAG
	R:AGTGGACACGGTGGCCCACC
Exon7	F:GACGGGCCTCCTGCAGCC
	R:AGGACGGACAAAGGAAACAGA

(3)测序反应程序:96℃ 1min,96℃ 10s,50℃ 5s,60℃ 4min,共 25 个循环;4℃保存。

6. 测序反应产物的纯化

(1)取出测序反应板,每孔加入 125mmol/L 的 EDTA 1.2μl,无水乙醇 15μl,离心至管底。

(2)充分振荡,2 200×g 离心 30min。离心后迅速倒掉上层液体,在 96 孔板下垫吸水纸,倒置于 100×g 离心 1min。

(3)加入 80% 乙醇,反应 10min。放在 8 联管瞬时离心机上离心后,迅速倒掉上层液体,在 96 孔板下垫吸水纸,倒置于 100×g 离心 1min。取出,避光静置 10min。

(4)加超纯水 15μl/ 孔,500×g 离心 30s。静置 30min,振荡离心。

7. 使用测序仪对测序反应产物进行毛细管电泳,电泳结束后仪器自动分析出测序图谱,根据 ABO 基因的碱基序列可确定 ABO 分型。

【注意事项】

1. 操作过程中应戴一次性手套,废液或废物应妥善处理,注意做好实验室清洁消毒。

2. 实验时应做好标记,有序地排列、放置和加样,避免操作混乱造成分型结果错误。

3. 每份样品检测应设立阴性对照,以防止 DNA 污染出现假阳性,以内参条带来防止假阴性。

4. 提取的 DNA 量不足、存在 PCR 抑制剂、Taq 酶不足、TEB 量不足将造成反应带弱或无反应带;DNA 量过多、不纯或污染以及 Taq 酶过量可引起假阳性。

【方法学评价】

针对 ABO 血型系统的基因检测分型技术主要有以下 5 种:

1. PCR-SSP 技术(聚合酶链反应序列特异性引物技术)　此方法简捷、易操作、结果直观,是目前常用的方法,但要求目的基因多态性的序列清楚。

2. PCR-SSOP 技术(序列特异性寡核苷酸探针引导的 PCR 反应)　该方法结果容易观察,但要求目的基因多态性的序列清楚。

3. PCR-RFLP 技术(限制性片段长度多态性 PCR)　对 DNA 纯度要求不高,重复性好,但需要一定的限制性酶切图谱。

4. PCR-SSCP 技术(单链构象多态性 PCR)　该方法可分析基因的碱基缺失或替换,也可检测已知的点突变或新的点突变,但判定基因型需要与等位基因标准品单链构象多态性(single-strand conformation polymorphism,SSCP)图谱进行对照。

5. PCR-DNA 测序　能直接检测 ABO 血型的多态性位点,常用于新突变的检测,但操作较复杂,耗时较长。

【临床意义】

应用分子生物学技术对红细胞抗原的基因型做鉴定,克服了血型血清学方法的限制,为临床解决了疑难血型的鉴定问题,有效减少和避免了 ABO 血型不合引起的溶血性输血反应,对提高患者输血的安全性和有效性有重要意义。

【思考题】

红细胞血型检测的分子生物学方法与血清学方法相比有何优势?

(王勇军　孙晓春)

实验九　红细胞意外抗体筛选试验

红细胞意外抗体,即 ABO 血型抗体以外的红细胞血型抗体,通常由妊娠或输血等原因引起 ABO 以外的红细胞抗原进入机体引起免疫反应而产生。

【实验目的】

1. 掌握红细胞意外抗体筛选的实验原理。
2. 熟悉红细胞意外抗体筛选的实验操作。

【实验原理】

通常选择 2~3 组具有能覆盖常见的、有临床意义的血型抗原的 O 型红细胞作为抗体筛选谱红细胞,通过受血者血清与筛选谱红细胞在不同介质(盐水、酶、抗球蛋白等)中发生凝集反应,根据反应结果判断待检血清中是否有意外抗体。

【主要器材】

台式离心机、微量移液器、试管、37℃水浴箱、微柱凝胶血型卡专用孵育器及离心机、血液细胞洗涤离心机。

【主要试剂】

抗体筛选谱红细胞 1、2、3 各一瓶(浓度为 2%~5%)、生理盐水、抗球蛋白试剂、抗球蛋白试剂凝胶卡。

【实验标本】

待检血浆或血清、2%~5% 受检者红细胞生理盐水悬液。

【操作步骤】

1. 盐水介质法
(1)取 4 支试管,分别做好 1、2、3 号和自身对照标记。
(2)在 4 支试管中各加 100μl 受检者血清,第 1~3 支试管依次加入 1、2、3 号筛选谱红细胞 50μl。第 4 支试管加 2%~5% 受检者红细胞悬液 50μl。

(3)将 4 支试管置于 37℃水浴箱中孵育 30min 后取出试管。

(4)1 000×g 离心 15s,轻轻摇动试管,观察有无凝集或溶血并记录结果。

(5)结果判断:自身对照管和 1、2、3 号管均无凝集或溶血,表明未检出 IgM 意外抗体;自身对照管无凝集或溶血,1、2、3 号管中至少有 1 管出现凝集或溶血表明受检者血清含有 IgM 同种意外抗体;自身对照管及 1、2、3 管均凝集,表明受检者血清含有自身抗体或同时伴有 IgM 同种意外抗体;盐水介质法阴性结果不排除 IgG 类意外抗体存在。

2. 抗球蛋白试验

(1)若盐水介质法抗体筛选试验阴性,则继续做以下试验。

(2)将盐水介质法第(4)步中 4 支试管分别用生理盐水洗涤红细胞 3 次,末次弃去全部上清液。

(3)各试管内分别加入 50μl 抗球蛋白试剂。

(4)1 000×g 离心 15s,轻轻摇动试管,观察有无凝集或溶血,并记录结果。

(5)结果判断:自身对照管和 1、2、3 号管均无凝集或溶血,表明未检出 IgG 意外抗体;自身对照管无凝集或溶血,1、2、3 号管中至少有 1 管出现凝集或溶血表明受检者血清含有 IgG 同种意外抗体;自身对照管及 1、2、3 管均凝集,表明受检者血清含有自身抗体或同时伴有 IgG 同种意外抗体。

3. 微柱凝胶卡法

(1)在微柱凝胶抗人球蛋白卡上分别做好 1、2、3 号标记。

(2)分别加入 1、2、3 号筛选谱红细胞 50μl,再各加入 25μl 受检者血清。

(3)将微柱凝胶卡置于微柱凝胶孵育器内 37℃孵育 15min。

(4)用专用离心机离心,观察并记录结果。

(5)结果判断:红细胞全部沉在微柱介质的底部,形成一个平整的红细胞聚集带则为阴性;红细胞发生溶血或凝集(位于介质上部或散布在介质之中)则为阳性。

【注意事项】

1. 交叉配血不合时,必须对有输血史、妊娠史的人员进行抗体筛选试验。

2. 抗体筛选试验并非能检出所有的有临床意义的抗体,原因有:①低频率抗原的抗体可能被忽略;②以往免疫所产生的抗体已降至难以检出的水平。

3. 抗体筛选用的试剂红细胞必须含有 18 种抗原,所表达的抗原以纯合子基因所表达的抗原为佳,随机获得的 O 型红细胞作为试剂红细胞难以达到上述要求,易造成漏检。

4. 孵育温度、血清抗体与红细胞的比例、反应时间、pH、离子强度等均可对抗原抗体反应造成影响。

5. 现仍以抗球蛋白试验作为抗体筛选的"金标准",抗球蛋白试剂需要定期做阴性、阳性对照,两者结果均正确才表明检测结果可靠。

【临床意义】

输血前进行意外抗体筛选,可发现有临床意义的意外抗体,有效减少和避免溶血性输血反应的发生,对提高患者输血的安全性和有效性有重要意义;同时也有助于输血反应的病因筛查和新生儿溶血病的诊断。

【方法学评价】

红细胞意外抗体的筛选主要有以下方法：

1. 盐水介质法 主要用于 IgM 类抗体筛查,该方法操作简单、成本低廉,但其灵敏度低,不易检测到弱凝集。

2. 抗球蛋白试验 此法可检出 IgG 类抗体,但试验操作繁琐、耗时长。

3. 微柱凝胶卡法 该方法敏感性高、特异性强、结果准确、易于观察且影响因素少,是临床最常用的抗体筛查方法之一。

4. 酶介质法 蛋白水解酶能使红细胞表面隐蔽抗原暴露,增强其对某些抗体的检出率,但易对一些抗原(如 M、N、S 等)起破坏作用,影响对这些抗原的检出。

5. 聚凝胺法 对 Kell 血型系统的抗体检测效果不理想,易漏检。IgG 类意外抗体也可在聚凝胺法试验中出现阳性结果,需加做盐水介质法才可判断是单独 IgG 意外抗体所致还是 IgM 联合 IgG 意外抗体所致。

【思考题】

采用抗体筛选试验能否确定意外抗体的特异性?

（王勇军　罗小娟）

实验十　红细胞意外抗体鉴定试验

红细胞意外抗体筛查结果为阳性,应进一步进行抗体鉴定试验,确定意外抗体的特异性。

【实验目的】

1. 掌握红细胞意外抗体鉴定的实验原理。
2. 熟悉红细胞意外抗体鉴定的实验操作。

【实验原理】

抗体鉴定谱红细胞一般由 8~16 种已知血型表型的 O 型红细胞配套组成,包含 D、C、c、E、e、M、N、S、s、Di^a、Mia、Mur、Jk^a、Jk^b、K、k、P_1、Fy^a、Fy^b、Le^a、Le^b 等抗原,能鉴定 Rh、MNS、P1PK、Lewis、Kell、Kidd、Duffy、Diego 等多种血型系统常见抗体,根据鉴定谱红细胞与受检者血清在不同介质(生理盐水、抗球蛋白及微柱凝胶血型卡等)中的反应格局,可以鉴定常见抗体的类别。

【主要器材】

台式离心机、微量移液器、小试管、37℃水浴箱、微柱凝胶血型卡专用孵育器及离心机、血液细胞洗涤离心机。

【主要试剂】

抗体鉴定谱红细胞 1~10(浓度为 2%~5%)、生理盐水、抗球蛋白试剂、抗球蛋白试剂凝胶卡。

【实验标本】

受检者血浆或血清、2%~5% 受检者红细胞生理盐水悬液。

【操作步骤】

1. 盐水介质法
(1)取 11 支试管,分别做好 1~10 号和自身对照标记。

(2)11 支试管中各加 100μl 受检者血清,第 1~10 支试管依次加入 1~10 号鉴定谱红细胞 50μl。第 11 支试管加 2%~5% 受检者红细胞悬液 50μl。

(3)将 11 支试管置于 37℃水浴箱中孵育 30min 后取出。

(4)1 000×g 离心 15s,先观察上清颜色,判定有无溶血;再轻轻摇动试管,观察有无凝集,并记录结果。

(5)查对谱细胞表,鉴定是何种意外抗体。

2. 抗球蛋白试验

(1)若盐水介质法抗体鉴定试验阴性,则继续做以下试验。

(2)将盐水介质法第(4)步中 11 支试管分别用生理盐水洗涤红细胞 3 次,末次弃去全部上清液。

(3)各试管内分别加入 50μl 抗球蛋白试剂。

(4)1 000×g 离心 15s,先观察上清颜色,判定有无溶血;再轻轻摇动试管,观察有无凝集,并记录结果。

(5)查对谱细胞表,鉴定是何种意外抗体。

3. 微柱凝胶血型卡法

(1)在微柱凝胶抗球蛋白卡上分别做好 1~10 号标记。

(2)分别加入 1~10 号筛选谱红细胞 50μl,再各加入 25μl 受检者血清。

(3)将微柱凝胶卡置于微柱凝胶孵育器内 37℃孵育 15min。

(4)用专用离心机离心,观察并记录结果。

(5)查对谱细胞表,鉴定是何种意外抗体。

【注意事项】

1. 抗体鉴定应有的参考资料:被检者的血型,包括 ABO、Rh 表型以及其他必需的血型,既往输血史及妊娠史,尤其是自身免疫性溶血性贫血、药物治疗史,如果以往做过血型鉴定,应进一步了解实验方法及实验温度、红细胞受酶处理的影响、与随机供血者红细胞阳性反应的频率和强度、实验时有无溶血现象及剂量效应等。

2. 孵育温度、待检血清抗体与红细胞的比例、反应时间、pH、离子强度等均可对抗原抗体反应造成影响。

3. 抗球蛋白试剂需要定期做阴性、阳性对照,两者都正确反应才表明检测结果可靠。

【方法学评价】

红细胞意外抗体的鉴定主要有以下 5 种方法。

1. 盐水介质法 主要用于 IgM 类抗体鉴定,该方法操作简单、成本低廉,但其灵敏度低,不易检测到弱凝集。

2. 抗球蛋白试验 此法可检出 IgG 类抗体,但试验操作繁琐、耗时长。

3. 微柱凝胶法 该方法敏感性高、特异性强、结果准确、易于观察且影响因素少,是临床最常用的抗体鉴定方法之一。

4. 酶介质法 蛋白水解酶能使红细胞表面某些隐蔽抗原暴露,增强其对某些抗体的检出率,但易对一些抗原(如 M、N、S 等)起破坏作用,影响这些抗原的检出。

5. 聚凝胺法　对 Kell 血型系统的抗体检测效果不理想,易漏检。

【临床意义】

输血前进行意外抗体筛选并进一步鉴定,可确定有无临床意义的意外抗体,有效减少和避免溶血性输血反应的发生,对提高患者输血的安全性和有效性有重要意义;同时也有助于输血反应病因的查明和新生儿溶血病的诊断。

【思考题】

什么情况下需要进行抗体鉴定试验?

（王勇军　罗小娟）

实验十一　交叉配血试验

交叉配血试验是将供血者的红细胞和血浆（血清），与受血者的血浆（血清）和红细胞，在一定的介质条件下，分别进行交叉反应，检测供血者和受血者之间，有无存在能引起溶血性输血反应的抗原、抗体成分。根据反应介质的不同，主要分为 4 种方法：盐水介质交叉配血试验、抗球蛋白介质交叉配血试验、聚凝胺介质交叉配血试验、微柱凝胶介质交叉配血试验。

一、盐水介质交叉配血试验

【实验目的】

1. 掌握盐水介质交叉配血试验的实验原理。
2. 熟悉盐水介质交叉配血试验的实验操作。

【实验原理】

在盐水介质中，红细胞上的抗原（主要为 ABO、MN、P 等血型系统抗原）与血浆（血清）中相应的 IgM 抗体分子上的抗原部位结合，在离心力作用下形成肉眼可见的凝集块。亦可在补体参与下进一步引起溶血效应。盐水介质交叉配血试验包括主侧和次侧，主侧检查受血者血浆（血清）中是否存在破坏供血者红细胞的 IgM 类抗体或补体依赖性意外抗体，次侧检查供血者血浆（血清）中是否存在破坏受血者红细胞的 IgM 类抗体或补体依赖性意外抗体。

【主要器材】

微量移液器、试管（10mm×60mm）、记号笔、离心机、显微镜、载玻片等。

【主要试剂】

生理盐水。

【实验标本】

ABO 血型相同的受血者 EDTA-K$_2$ 抗凝血 3ml、供血者抗凝血。

【操作步骤】

1. 离心供血者、受血者血液标本,1 000×g 离心 3~5min,分离红细胞与血浆(血清)。用生理盐水洗涤供血者及受血者红细胞 3 次,配成 3%~5% 的红细胞生理盐水悬液。

2. 取洁净透明试管 2 支,分别标记为主侧及次侧管。

3. 主侧管内加受血者血浆(血清)100μl 及供血者红细胞悬液 50μl;次侧管加供血者血浆(血清)100μl 及受血者红细胞悬液 50μl,立即混匀。

4. 将 2 支试管放入离心机内,1 000×g 离心 15s。

5. 取出试管,首先用肉眼观察试管上清液有无溶血现象,再轻轻摇动试管,观察有无红细胞凝集。

6. 结果判断

(1)主侧和次侧管红细胞均无凝集和无溶血,表示受血者和供血者盐水介质配血相容。若主侧和次侧任一试管内出现红细胞凝集和/或溶血时,都表明两者间血液不配合。

(2)对肉眼不能明确判定为凝集阴性或阳性的标本,用微量移液器吸取红细胞悬液 50μl,均匀滴放在玻片上,用显微镜观察并记录结果,显微镜下有凝集反应则为阳性,无凝集则为阴性。

【注意事项】

1. 应用盐水介质交叉配血试验时出现红细胞凝集或溶血,应当重新对受血者和供血者 ABO 血型进行鉴定,排除 ABO 血型鉴定错误导致的不相容结果。

2. 溶血标本不得用于交叉配血试验。

3. 冬季实验室温度较低出现红细胞凝集时,应当排除供、受血者血清中存在自身冷凝集素。可以把试管放置在 37℃ 水浴箱内 3min,轻轻摇动试管,取出试管后立即观察凝块是否散开,必要时吸取试管内红细胞悬液放至显微镜下观察结果。

4. 进行盐水介质交叉配血试验时,红细胞悬液加入血清以后,应立即离心,即刻观察结果。不宜在室温下放置过久,以免影响试验结果。

5. 盐水介质交叉配血试验仅能检查 IgM 类完全性抗体参与的凝集或溶血反应,不适于 IgG 的检测,因此临床上不宜单独采用盐水介质交叉配血试验,应同步做抗球蛋白介质交叉配血试验或聚凝胺介质交叉配血试验。

二、抗球蛋白介质交叉配血试验

【实验目的】

1. 掌握抗球蛋白介质交叉配血试验的实验原理。
2. 熟悉抗球蛋白介质交叉配血试验的实验操作。

【实验原理】

血液中一些针对红细胞膜上血型抗原的 IgG 类不完全抗体,与红细胞上的特异性抗原结合后形成致敏红细胞,但不出现肉眼可见的凝集反应。当加入抗球蛋白抗体试剂后,这种抗体(二抗)的 Fab 片段与结合在致敏红细胞膜上的 IgG 类血型抗体(一抗)的 Fc 段结合,经抗球蛋白分子的"搭桥"作用,使原来已经致敏的红细胞发生肉眼可见的凝集。因此,抗球蛋白介质交叉配血试验常用来检测血清中的 IgG 抗红细胞抗体引起的不相容性。

【主要器材】

微量移液器、试管(10mm × 60mm)、记号笔、离心机、显微镜、37℃恒温水浴箱、载玻片等。

【主要试剂】

生理盐水、抗球蛋白试剂、3%~5%Rh 阳性 O 型红细胞悬液、IgG 类抗 -D 血清。

【实验标本】

ABO 血型相同的受血者 EDTA-K$_2$ 抗凝血 3ml、供血者抗凝血。

【操作步骤】

1. 离心供血者、受血者血液标本,使红细胞与血浆(血清)分离。用生理盐水洗涤供血者及受血者红细胞 3 次,配成 3%~5% 的红细胞生理盐水悬液。

2. 取 2 支洁净透明试管,分别标记主侧和次侧。主侧管加入受血者血浆(血清)100µl 和供血者红细胞悬液 50µl,次侧管加入供血者血浆(血清)100µl 和受血者红细胞悬液 50µl。

3. 各试管轻轻混匀后,置 37℃水浴致敏 30min,取出后用生理盐水洗涤红细胞 3 次,倒去上清液。

4. 各试管内加抗球蛋白试剂 50µl,1 000×g 离心 15s 后,取出试管先观察上清颜色,再轻轻摇动,肉眼观察试验结果并记录。

5. IgG 致敏红细胞悬液制备:取 3 份 O 型红细胞并混合,经生理盐水洗涤 3 次后取压积红细胞 50µl,加入 IgG 类抗 -D 血清 100µl,置 37℃水浴致敏 1h 后取出,以生理盐水洗涤 3 次后,离心去上清液,再用生理盐水配制成 3%~5%IgG 致敏红细胞悬液。

6. 取 2 支洁净透明试管,分别标记阳性对照和阴性对照,阳性对照管中加 IgG 致敏红细胞悬液 50µl,阴性对照管中加入 O 型红细胞悬液 50µl,2 管中分别加入抗球蛋白试剂 50µl,1 000×g 离心 15s 后,取出试管并轻轻摇动,肉眼观察试验结果并记录。

7. 对肉眼不能明确判定为凝集阴性或阳性的标本,用微量移液器吸取红细胞悬液 50µl,均匀滴放在玻片上,用显微镜观察并记录结果,显微镜下有凝集反应则为阳性,无凝集则为阴性。

8. 结果判断

(1)阳性对照管凝集,阴性对照管不凝集,主侧和次侧试管均无凝集和无溶血,表示受血者和供血者配血相容,供血者血液可以输注。若主侧和 / 或次侧试管内出现红细胞凝集和 /

或溶血,则表明两者间配血不相容。

(2)对肉眼不能明确判定为凝集阴性或阳性的标本,用微量移液器吸取红细胞悬液50μl,均匀滴放在玻片上,用显微镜观察并记录结果,显微镜下有凝集反应的为阳性,无凝集为阴性。

【注意事项】

1. 洗涤红细胞操作是抗球蛋白技术的关键,洗涤时应充分且不能中途停止。延迟试验或中途停止可使细胞上的抗体释放出来。洗涤用生理盐水要足量并用力冲入管底,使压积于管底的红细胞松离,切勿用手指堵住管口进行颠倒混匀,以防止皮肤表面的蛋白污染。离心时间和转速参数十分重要,应按试剂说明书要求或实验室建立的作业指导书进行操作。

2. 溶血标本不得进行交叉配血试验。

3. 阳性对照管没有出现预期的红细胞凝集,则表明交叉配血试验体系中抗球蛋白试剂失效;应查找原因,更换试剂后重复试验。

4. 冬季实验室温度较低出现红细胞凝集时,应当排除供、受血者血清中存在自身冷凝集素。可以把试管放置在 37℃ 水浴箱内 3min,轻轻摇动试管,取出试管后立即观察凝块是否散开,必要时吸取试管内红细胞悬液放置显微镜下观察结果。

5. 应注意抗球蛋白介质交叉配血试验的假阳性结果,脐血标本含沃顿胶质(Wharton's jelly),脐血存在较多网织红细胞,抗球蛋白血清中含有抗转铁蛋白及洗涤不充分时,也可能使红细胞产生凝集。

6. 抗球蛋白介质交叉配血试验是检测不完全性(IgG 类)红细胞血型抗体的经典试验,灵敏度高,特异性强。但仍需要手工操作,步骤繁琐,耗时较多。

三、聚凝胺介质交叉配血试验

【实验目的】

1. 掌握聚凝胺介质交叉配血试验的原理。

2. 了解聚凝胺介质交叉配血试验的操作步骤及注意事项。

【实验原理】

一般采用低离子强度聚凝胺实验,首先利用低离子强度溶液降低溶液的离子强度,减少红细胞周围的电子云,促使血型抗体与红细胞膜上相应抗原结合。聚凝胺是一种多价阳离子氨基聚合物,携带大量正电荷,可以中和红细胞表面的负电荷,使红细胞之间的距离减少,引起正常红细胞的可逆性凝集。如果被抗体致敏的红细胞聚集在一起,就会发生不可逆凝集。再经枸橼酸钠悬液中和后,非特异性凝集的细胞散开,而抗体致敏的红细胞特异性凝集则不能消散,以此来判断供、受者血液的相容性。

【主要器材】

试管、微量移液器或滴管(每滴 50μl)、显微镜、4℃冰箱和血清学专用离心机。

【主要试剂】

生理盐水、低离子强度溶液(low ionic-strength solution,LISS)、聚凝胺溶液、重悬液、抗 -D 血清、正常 AB 型血清、RhD 阳性 O 型标准红细胞。

【实验标本】

受血者 EDTA-K_2 抗凝血 3ml、供血者抗凝血 3ml。

【操作步骤】

1. 离心供血者、受血者血液标本,使红细胞与血浆分离。

2. 取 4 支洁净试管,分别标记主侧、次侧、阳性对照和阴性对照。

(1)主侧管:加入受血者血浆 100μl,供血者 2%~5% 红细胞悬液 50μl。

(2)次侧管:加入供血者血浆 100μl,受血者 2%~5% 红细胞悬液 50μl。

(3)阳性对照管:加入抗 -D 血清 100μl,2%~5%RhD 阳性 O 型标准红细胞悬液 50μl。

(4)阴性对照管:加入正常 AB 型血清 100μl,2%~5%RhD 阳性 O 型标准红细胞悬液 50μl。

3. 每管加入低离子强度溶液 0.6ml,混匀,室温静置 1min。

4. 每管加入 100μl 聚凝胺溶液,混匀,室温静置 15s。

5. $1\,000 \times g$ 离心 15s,弃上清液,勿吸干,底部留约 0.1ml 液体。

6. 轻摇试管,观察红细胞是否凝集,如凝集可进入下一步实验,如未凝集,需重新实验。

7. 每管加入 100μl 重悬液,轻摇试管,观察凝集是否散开,若肉眼观察为阴性结果,需显微镜再观察,需在加入重悬液 1min 内完成结果观察。

8. 结果判读

(1)阴性结果:阳性对照凝集不散开,阴性对照凝集散开,主侧管或次侧管内凝集在 1min 内散开,判为阴性结果。

(2)阳性结果:阳性对照凝集不散开,阴性对照凝集散开,主侧管或次侧管凝集不散开,判为阳性结果。

【注意事项】

1. 实验前确保所用试剂在有效期内,无污染,储存适当。

2. 聚凝胺法对抗 -K 抗体不敏感。中国人极少携带抗 -K 抗体,但白种人较高,如患者为其他人种时,建议选用抗球蛋白介质交叉配血实验。

3. 冬季低温操作时,可能因患者体内含有冷凝集素,导致假阳性结果,如有此怀疑,在加入重悬液后,将试管置于 37℃ 水浴加热 3min,并在 1min 内完成判读。

4. 肝素能够中和聚凝胺作用,减弱红细胞之间的非特异性凝集反应。因此,肝素抗凝标本或透析患者标本,常无法形成第 6 步骤的主侧管凝集,建议改用抗球蛋白介质交叉配血实验。

四、微柱凝胶介质交叉配血试验

【实验目的】

1. 掌握微柱凝胶介质交叉配血试验原理。
2. 了解微柱凝胶介质交叉配血试验的操作步骤及注意事项。

【实验原理】

将多特异性抗人球蛋白（AHG）试剂（含抗 -IgG 和抗 -C3d）加入到微柱凝胶柱中,制备成 AHG 微柱凝胶卡。将供、受血者红细胞及血浆（血清）加入到 AHG 微柱凝胶卡中,进行交叉配血试验,37℃孵育,在一定的离心力作用下,未凝集的游离红细胞能够通过凝胶层,沉淀于底部,形成"红细胞扣",即为阴性反应,表示配血相合;凝集的红细胞被凝胶阻滞而不能通过凝胶层,留于凝胶介质的顶部或介质中间,即为阳性反应,表示配血不相合。

【主要器材】

微柱凝胶卡孵育器、微柱凝胶卡离心机、微量移液器、试管、记号笔。

【主要试剂】

AHG 微柱凝胶卡、专用稀释液。

【实验标本】

受血者 EDTA-K$_2$ 抗凝血或无抗凝血、供血者 CPD-A 抗凝血。

【操作步骤】

1. 制备血浆（血清）　供、受血者标本 $3\,000 \times g$,离心 5min,分离上清液。
2. 1% 红细胞悬液的制备　取 10μl 压积红细胞加至 1ml 专用稀释液中,混匀,配制成 1% 红细胞悬液。特殊情况下,如患者白细胞特别高,或血浆含高浓度纤维蛋白原 / 球蛋白时,红细胞需用生理盐水洗涤 3 次后再配制红细胞悬液。
3. 在 AHG 微柱凝胶卡上标上患者的姓名、编号、日期、主侧和次侧等信息,撕开密封的铝箔。
4. 主侧管　加 1% 供血者红细胞悬液 50μl 至 AHG 微柱凝胶卡中,然后再加 25μl 受血者血浆（血清）。
5. 次侧管　加 1% 受血者红细胞悬液 50μl 至 AHG 微柱凝胶卡中,然后再加 25μl 供血者血浆（血清）。
6. 加好样本的 AHG 微柱凝胶卡放入微柱凝胶卡孵育器中,37℃孵育 15min。
7. 放入微柱凝胶卡专用离心机离心 10min,判读并记录结果。
8. 结果判断　详见图 11-1(彩图见文末彩插)。
(1) 不合或阳性(+): 细胞在凝胶表面凝集成一条红线或散布在凝胶中。

(2)相合或阴性(−)：细胞沉积在管底。

(3)双相(d.p.)：既有阳性结果，也有阴性结果，判为不合或阳性结果。

(4)溶血(Hemo)：红细胞溶解，判为不合或阳性结果。

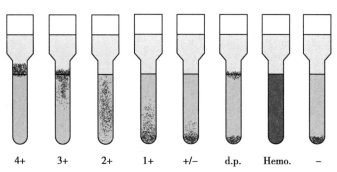

4+　　3+　　2+　　1+　　+/−　　d.p.　　Hemo.　　−

图 11-1　微柱凝胶卡凝集反应强度判断标准

9. 结果报告和解释

(1)交叉配血结果：相合或不相合，不相合需要进一步查找原因。

(2)结果解释：主侧不合，可能是由于受血者血浆(血清)中含有不规则抗体或供者红细胞直接抗球蛋白试验(DAT)阳性；次侧不相合，可能是由于供血者血浆(血清)中含有意外抗体或受血者红细胞 DAT 阳性。出现不相合结果时，应加做自身对照试验，以判断是否存在自身抗体。

【注意事项】

1. 采血前，要严格核对患者姓名、住院号等，避免采错标本。

2. 抗凝血标本混匀时不可用强力振荡，以免造成溶血，溶血会严重干扰结果判定。

3. 血清或血浆均可用于交叉配血试验，但要注意血浆可能因抗凝不完全而出现细小纤维蛋白，从而干扰凝集反应结果的判断。

4. 用于交叉配血实验的标本，要求是受血者预定输血日期前 3d 内的血标本，主要目的是客观反映受血者当前的免疫状态。反复输血的受血者次日最好重新抽取血标本做交叉配血试验，避免漏检因回忆反应而产生的抗体。

5. 红细胞悬液浓度在 1% 左右，不宜过稀或过浓。

6. 试验前，应检查微柱凝胶卡是否正常。如出现液滴倒挂、介质中有气泡等，使用前应先将微柱凝胶卡进行离心，消除后才能使用。如果出现封口不完整、液面干涸等情况，则应丢弃这张卡，不能用于临床检测。

7. 操作中应先向微柱凝胶卡反应腔内加入红细胞悬液，再加入血浆(血清)。

8. 含抗体的新鲜血清，如补体尚有活性，遇相应凝集的红细胞，可发生溶血现象，其意义与凝集相同。

9. 在 37℃ 条件下可能会漏检某些低效价的 IgM 抗体，当怀疑有此类抗体影响交叉配血时，应增加盐水介质交叉配血试验。

【方法学评价】

1. 盐水介质交叉配血试验　优点：简便、快速，成本低；缺点：绝大多数情况下只能检出不相合的 ABO、P、Lewis、MNS 等系统的 IgM 型抗体，而不能检出 IgG 型抗体。

2. 抗球蛋白介质交叉配血试验　优点：该方法是最早用于检测 IgG 型抗体的一种可靠的方法，灵敏度高，结果准确；缺点：操作较繁琐，反应时间长，多次洗涤过程中有诸多因素影响试验结果，常规应用中受到一定的限制。

3. 聚凝胺介质交叉配血试验　是一种简便、快速、灵敏、可靠的交叉配血方法，但对操作要求较高，且对 Kell 血型系统 K 抗原抗体不能有效检出。

4. 微柱凝胶介质交叉配血试验　优点：操作简便，结果可靠，工作程序和结果判定都易于规范化、标准化；在微柱凝胶介质中含有抗球蛋白试剂，可以提高检测灵敏度；结果可较长时间保存。缺点：比较昂贵，基层实验室难以承受；另外，孵育、离心时间较长，不适用于急诊情况下的交叉配血试验。

【临床意义】

1. 通过交叉配血试验可以进一步证实血型鉴定是否有误。

2. 发现受血者和供血者之间是否存在血型不合的抗原 - 抗体反应，以保证受血者的输血安全。对于未进行不规则抗体筛选的患者，交叉配血试验尤为重要。

【思考题】

1. 盐水介质交叉配血试验的优缺点有哪些？
2. 影响盐水介质交叉配血试验的因素及可能的消除方法是什么？
3. 抗球蛋白介质交叉配血试验的优缺点有哪些？
4. 影响抗球蛋白介质交叉配血试验的因素及其解决方法有哪些？
5. 简述聚凝胺介质交叉配血试验的原理、优缺点及注意事项。
6. 微柱凝胶介质交叉配血试验的优缺点有哪些？
7. 简述微柱凝胶介质交叉配血试验的原理。

（石同才　陈秉宇）

实验十二 吸收试验

红细胞与血清在适当条件下孵育,红细胞膜上的某种抗原会特异性地与血清中对应的抗体结合,使血清中该抗体的效价降低或消失,称之为吸收试验。

吸收试验采用的温度取决于标本所含抗体的最适反应温度。冷抗体在4℃反应最强,温抗体吸收通常用酶处理后的红细胞在37℃孵育。

【实验目的】

1. 掌握吸收试验、冷抗体和温抗体的概念。
2. 了解冷抗体和温抗体吸收试验的操作过程。

一、冷抗体吸收试验

【实验原理】

ABO血型鉴定、交叉配血时,效价高的冷反应性自身抗体可遮盖具有临床意义的同种异体抗体。一般可通过下列方法解决:用自身红细胞在冷环境中吸收掉这些冷反应性自身抗体,使同时存在的同种异体抗体被检测出来;在37℃条件下用磷酸盐缓冲液(phosphate buffered saline,PBS)洗涤红细胞3次可以除去冷反应性自身抗体;更有效的方法是用ZZAP试剂去除冷反应性自身抗体。

【主要器材】

试管、微量移液器或滴管(每滴50μl)、显微镜、4℃冰箱和血清学专用水平离心机。

【主要试剂】

生理盐水、pH 7.3 PBS、1%木瓜蛋白酶溶液、0.2mol/L二硫苏糖醇(dithiotheritol,DTT)(称取DTT 0.7mg,加pH 7.3 PBS至250ml,充分溶解,分装,−20℃冷冻保存)、ZZAP试剂(0.2mol/L DTT 2.5ml,1%木瓜蛋白酶溶液0.5ml,pH 7.3 PBS 2ml)。

【实验标本】

受检者抗凝血 1 份、未抗凝血 1 份。

【操作步骤】

1. 将 37℃温育 10min 以上的被检抗凝红细胞,用 37℃生理盐水洗涤 3 次,每次加入生理盐水量约 3ml,1 000×g 离心至少 5min。末次洗涤后弃尽上清,滤纸吸去管口残留液体,制备压积红细胞。

2. 取压积红细胞分别置于 3 个试管中,每管 1ml,供反复吸收时使用。分别加入 ZZAP 试剂 2ml,37℃孵育 30min,孵育期间混匀数次。

3. 孵育后红细胞洗涤 3 次,1 000×g 离心至少 5min,尽可能弃上清液。

4. 取上述 1 支经 ZZAP 试剂处理过的压积红细胞管,加入 1ml 血清(血清加入量与试管中红细胞等体积),混匀,4℃孵育 30~60min,期间每 10min 摇匀 1 次。1 000×g 离心 5min。

5. 将上层血清转入另一 ZZAP 试剂处理过的压积红细胞中,重复一次。

6. 另取 1 支试管,做好标记,加入吸收后的血清 100μl,再加入 2%~5% 的自身红细胞悬液 50μl。

7. 轻轻混匀后立即离心。通常以 1 000×g 离心 15s。

8. 离心后立即记录结果　首先检查和记录上清液有无溶血;再轻轻摇动试管,使沉于管底的细胞扣浮起,检查和记录凝集结果。

9. 结果分析　吸收后的血清加自身红细胞后无凝集,表示样本血清中的冷抗体已经完全吸收;如仍有凝集,表示样本血清中的冷抗体没有完全吸收,可用第 3 支压积红细胞重复做吸收试验(步骤 5~8),直至吸收后的血清加自身红细胞无凝集为止。

【注意事项】

1. 冷反应性自身抗体吸收试验需采集 2 份样本。一份为抗凝标本,采集后要放置于 37℃水浴箱,防止冷抗体吸收到红细胞上,且红细胞经 37℃温盐水洗涤后备用。另一份为不抗凝标本,分离血清备用。

2. 制备吸收用的压积红细胞时,末次洗涤后应除尽盐水,以免被检血清中的抗体被稀释,被检血清和压积红细胞的比率一般为 1∶1。

3. 自身抗体用自身红细胞吸收,同种抗体用相应红细胞吸收。其他冷抗体的吸收,用 3~5 个混合 O 型红细胞代替自身细胞吸收。

4. 多次重复吸收有助于提高待检抗体的吸收效率,但会造成其他抗体的稀释,如需进行后续血型鉴定等检测,应慎重考虑吸收次数。

【临床意义】

去除冷自身抗体以避免其对有临床意义的同种抗体的干扰,确保 ABO 血型鉴定和交叉配血结果准确。

二、温抗体吸收试验

【实验原理】

ABO 血型鉴定、交叉配血时,效价高的温反应性自身抗体可遮盖具有临床意义的同种异体抗体。一般可通过下列方法解决:用自身红细胞吸收掉这些温反应性自身抗体,使同时存在的同种异体抗体被检测出来;更有效的方法是用 ZZAP 试剂去除温反应性自身抗体。

【主要器材】

试管、微量移液器或滴管、显微镜、4℃冰箱、37℃水浴箱和血清学专用水平离心机。

【主要试剂】

生理盐水、ZZAP 试剂、2%~5% O 型红细胞悬液。

【实验标本】

被检者抗凝血 1 份,未抗凝血 1 份。

【操作步骤】

1. 将被检抗凝红细胞,用 3~4ml 生理盐水 37℃洗涤 3 次,末次洗涤后尽弃上清,制备压积红细胞。

2. 取压积红细胞 1ml 加入 ZZAP 试剂 2ml,37℃孵育 20~30min,孵育期间混匀数次。

3. 孵育后红细胞洗涤 3 次,1 000×g 离心至少 5min,尽可能弃上清液,即为 ZZAP 试剂处理过的压积红细胞。

4. 取 1 支经 ZZAP 试剂处理过的压积红细胞管,加入 1ml 被检血清,混匀,37℃孵育 20~45min,1 000×g 离心 3~5min,取上层吸收后的血清。

5. 另取 1 支试管,做好标记,加入吸收后的血清 100μl,再加入 2%~5% 的 O 型红细胞悬液 50μl,做间接抗球蛋白试验。

6. 检查和记录凝集结果。

7. 结果分析　结果无凝集,表示样本血清中的抗体已经完全吸收;如仍有凝集,表示吸收不完全,可重复上述步骤 2~6,直至结果无凝集为止。

【注意事项】

1. 制备吸收用的压积红细胞时,末次洗涤后应除尽盐水,以免被检血清中的抗体被稀释。

2. 自身温抗体一般不干扰 ABO 反定型,但由于被检细胞吸收温抗体,可能干扰正定型,造成正反定型试验结果不符。

3. 近期输血的患者红细胞不能用于自身吸收,因为血液循环中的异体红细胞可能会吸收同种异体抗体。

4. ZZAP 试剂处理适用于耐酶的抗原,但 Kell、MNSs、Fy^a 和 Fy^b 等血型抗原会被破坏,如果怀疑自身抗体属于这些血型系统时,不可用 ZZAP 试剂去除。可以从步骤 1 直接跳到步骤 4。

【临床意义】

1. 排除红细胞自身抗体对 ABO 血型鉴定、有临床意义的不完全抗体检测和交叉配血的影响。自身红细胞吸收自身抗体后再进行相应检测。

2. 检测红细胞上弱表达的血型抗原。比较吸收前后受检血清的特定抗体效价,可以证明红细胞上相应抗原的表达及强度。

【思考题】

针对不同类型的抗体,如何选择吸收试验的方法?

（孙晓春　孙玲先）

实验十三　放散试验

抗原与抗体之间是一种非共价、可逆的结合，通过改变某些物化因素或条件，可以破坏非共价结合力，使得抗原抗体发生分离。使红细胞表面结合的抗体游离下来，并通过试验检测游离下来抗体的特异性或浓度，称为放散试验。放散试验的实验方法可分为物理方法（如改变温度）和化学方法（如改变 pH）。

【实验目的】

1. 掌握放散试验、冷放散、热放散的概念。
2. 了解冷放散、热放散和乙醚放散试验的实验操作过程。

一、冷放散试验

【实验原理】

降低温度到 -20℃以下，使抗体从红细胞上解离，为冷放散，又称冰冻放散。当红细胞冰冻时，红细胞周边有冰晶形成，冰晶形成过程中吸收周围的水分，导致红细胞外液渗透压升高，红细胞内水分外渗，红细胞解体，红细胞膜破碎，结合在细胞膜上的抗体脱落。

【主要器材】

试管、微量移液器、-70~-20℃冰箱、37℃水浴箱和血清学专用水平离心机。

【主要试剂】

生理盐水、2% 标准 A、B、O 型红细胞悬液。

【实验标本】

受检者抗凝血样。

【操作步骤】

1. 将受检者抗凝红细胞用生理盐水洗涤 6 次。末次洗涤后以 1 000×g 离心至少 5min,制备压积红细胞并保留末次洗涤液(作对照使用)。

2. 取 1 支试管,加入压积红细胞 1ml,加入生理盐水(或 AB 血清,或 6% 牛血清白蛋白) 1ml。

3. 混匀,倾斜试管使混合液斜铺在试管侧壁。-70~-20℃快速冰冻 10min。

4. 取出试管立即放置于 37℃水浴中,迅速融化。

5. 将试管放置离心机内,以 1 000×g 离心 2min,上清液即为放散液。

6. 立即将放散液转移至另外 1 支标记好的试管内备用。

7. 取 6 支小试管并做好相应标记,其中 3 支各加放散液 100μl 和 2% 标准 A、B、O 型红细胞悬液 50μl,同时在剩余 3 支试管内各加末次洗涤上清液 100μl 和 2% 标准 A、B、O 型红细胞悬液 50μl 做平行对照。

8. 1 000×g 离心 15s 后观察试验结果。

9. 判断结果

(1)标准 A 型红细胞凝集,抗体为抗 -A;标准 B 型红细胞凝集,抗体为抗 -B;两种红细胞均凝集,抗体为抗 -A、抗 -B。

(2)如果仅与标准 O 型红细胞凝集,表明为非 ABO 抗体。

【注意事项】

1. 待检细胞放散前要充分洗涤,防止放散液中有残存的抗体,否则会影响放散效果。
2. 冰冻要充分,以获取更多的放散液。
3. 检测时要将放散液平均分配到检测细胞中,以提高检出率。
4. 冷放散和热放散效果基本相同,可根据实验室的条件进行选择。
5. 冷放散液和热放散液中有血红蛋白释放出来,颜色为深红色,会干扰盐水介质和酶介质的凝集结果判读,建议使用间接抗球蛋白试验。

【临床意义】

本法常用于 ABO 抗体放散,对其他自身或同种抗体检出率低、效果差,临床上常用于新生儿溶血病的检查。

二、热放散试验

【实验原理】

在 56℃条件下,使抗体从红细胞膜上解离,为热放散。红细胞表面的抗原与血清中的抗体在适宜条件下可以发生结合,导致红细胞发生凝集或致敏。这种抗原与抗体的结合是可逆的,如果改变某些物理条件如提高反应温度,抗体可以从结合的红细胞上解离下来重新转变为游离状态。

【主要器材】

试管、微量移液器或滴管、水浴箱和血清学专用水平离心机。

【主要试剂】

生理盐水、2% 标准 A、B、O 型红细胞悬液。

【实验标本】

待检抗凝血红细胞。

【操作步骤】

1. 将受检者抗凝红细胞用生理盐水洗涤 6 次。末次洗涤后以 $1\,000 \times g$ 离心至少 5min，制备压积红细胞并保留末次洗涤液（作对照使用）。

2. 压积红细胞内加入等量生理盐水，混匀。

3. 将试管放置于水浴箱中，56℃水浴 10min，每隔 15s 摇动一次试管，以放散红细胞表面结合的抗体。

4. 取出试管，立即放置于离心机内，以 $1\,000 \times g$ 离心 2min。

5. 离心完毕，立即分离取上清液（即放散液）备用。

6. 取小试管 3 支，分别标记 A、B 和 O，每支试管内加入放散液 0.2ml，再分别加入相应 2% 标准 A、B、O 型红细胞 0.1ml。

7. 将每支试管轻轻振摇，使红细胞充分混匀，以 $1\,000 \times g$ 离心 15s 后观察红细胞凝集反应，记录试验结果。

8. 判断结果　标准 A 型红细胞凝集表明被检红细胞存在 A 抗原，为 A 型；标准 B 型红细胞凝集表明被检红细胞存在 B 抗原，为 B 型；标准 A、B 型红细胞凝集表明被检红细胞存在 A、B 抗原，为 AB 型；标准 A、B 型红细胞均不凝集表明被检红细胞不存在 A、B 抗原，为 O 型；标准 O 型红细胞凝集表明存在意外抗体。

【注意事项】

1. 待检细胞放散前要充分洗涤，防止放散液中有残存的抗体，影响放散效果。

2. 放散试验应严格控制温度和时间。温度过高，可能导致抗体变性；温度过低，抗体从红细胞上解离不完全。

3. 对于 IgM 型冷抗体，应用 4℃生理盐水洗涤，防止抗体在放散前解离。

4. 放散液中抗体容易变性，故应立即检测。若要保存，应在放散液中加入终浓度为 6% 的 AB 血清或牛血清白蛋白。

5. 分离放散液时，尽量控制离心温度为 56℃或者尽快离心，以免温度降低抗体重新结合到细胞上。

6. 如果洗涤后的红细胞用于血型鉴定，需要保留较多的红细胞，可以用 45℃代替 56℃水浴，放散时间可延长至 15min。

【临床意义】

本法常用于 ABO 抗体放散,如诊断新生儿溶血病,或检测其他 IgM 抗体;一般不用于检测 IgG 自身抗体或同种抗体。

三、乙醚放散试验

【实验原理】

乙醚为有机溶剂,可以破坏红细胞膜,导致红细胞破碎释放(解离)与红细胞表面抗原结合的 IgG 抗体。通过该方法制备的放散液,抗体回收率较高。乙醚放散试验主要用于 Rh 血型系统的抗体鉴定。

【主要器材】

干燥试管、微量移液器或滴管、37℃水浴箱和血清学专用水平离心机。

【主要试剂】

生理盐水、乙醚(分析纯)。

【实验标本】

受检者抗凝血样。

【操作步骤】

1. 将受检者抗凝红细胞用生理盐水洗涤 6 次。末次洗涤后以 $1\,000 \times g$ 离心至少 5min,制备压积红细胞并保留末次洗涤液(作对照使用)。

2. 取 1 支试管,分别加入适量压积红细胞、生理盐水和乙醚(三者体积比 1:1:2)。

3. 用橡皮塞塞紧试管口,颠倒摇匀 10min。期间取下塞子数次,排出挥发的乙醚,防止喷溅。

4. $1\,000 \times g$ 离心 10min。离心后溶液分为 3 层,上层为无色的乙醚,中层为红色基质,下层为深红色含抗体的放散液。

5. 吸出下层放散液移至另一试管中。

6. 将放散液置于 37℃水浴中 30min,开盖,期间摇动数次,促进乙醚挥发。

7. 以 $1\,000 \times g$ 离心 2min,分离上清液,即得放散液。

8. 用放散液进行间接抗球蛋白试验,并用末次洗涤液作平行对照。

【注意事项】

1. 乙醚挥发时应防止放散液溢出。

2. 乙醚放散液中的抗体检测最好使用抗球蛋白试验技术。

【临床意义】

本法适用于解离红细胞上致敏的 Rh 抗体。特殊情况下，也可用于自身免疫性溶血性贫血患者的抗体检查。

【思考题】

1. 临床工作中该如何选择放散试验的方法？
2. 放散试验为什么要保留红细胞末次洗涤液与放散液作对照？

（曹 越 刘首明）

实验十四 血清抗体效价测定

对待检血清进行连续倍比稀释后与相应抗原红细胞悬液进行反应,观察反应结果,以肉眼观察到 "1+" 凝集强度的最高血清稀释倍数的倒数来表示效价,此过程称为血清抗体效价测定。血清抗体效价测定是检测血清抗体浓度的半定量方法。抗体效价是体现抗体反应能力的指标之一。

一、IgM 抗 -A(B)效价测定

【实验目的】

1. 掌握血清抗体效价测定的原理、操作方法及注意事项。
2. 熟悉血清抗体效价测定的临床意义。

【实验原理】

将被检血清用生理盐水做连续倍比稀释后,加入适量的 A 型或 B 型红细胞,离心后观察红细胞凝集强度。以肉眼可观察到 "1+" 凝集强度的最高血清稀释倍数的倒数来表示抗体效价。

【主要器材】

试管、试管架、微量移液器、显微镜、37℃水浴箱和血清学专用水平离心机。

【主要试剂】

生理盐水、2%~5% 标准红细胞悬液(A 型或 B 型红细胞悬液)。

【实验标本】

待检血清。

【操作步骤】

1. 实验准备　取试管 10 支,按照血清稀释度编 1~10 号,除第 1 管外,其余各管加 100μl 生理盐水。

2. 加待检血清　在第 1、2 管中各加血清 100μl。

3. 倍比稀释　第 2 管混匀后移出 100μl 至第 3 管,用相同方法依次类推,至第 10 管,从最后一管中移出的 100μl 保留备用。第 1 管至第 10 管的稀释度分别为 1:1、1:2、1:4、1:8、1:16、1:32、1:64、1:128、1:256、1:512。另取一试管加 100μl 生理盐水,作对照。

4. 加相应抗原红细胞　上述 11 支试管,每管加 2%~5% A 型(B 型)标准红细胞悬液 50μl。

5. 离心　混匀,以 $1\,000 \times g$ 离心 15s,肉眼观察有无凝集。

6. 观察结果　取出试管,肉眼观察各管有无凝集反应(最好先从最高稀释倍数的试管观察起)。

7. 判断结果　肉眼观察凝集为"1+"的最高稀释度的倒数就是效价。如果最末管仍有凝集,取之前保留备用的最末次稀释血清继续倍比稀释试验,至反应无凝集为止。

【注意事项】

1. 由于本试验使用盐水介质,一般只能检测出 IgM 型血型抗体(完全抗体),如果增加抗球蛋白技术也可以用于检测 IgG 型除 ABO 血型系统外其他血型系统抗体效价。

2. 实验红细胞带有的特定抗原须与受检抗体特异性相一致,如用 A 型红细胞测定抗 -A 血清效价。实验红细胞的表型、浓度、反应温度等都可能会影响实验结果。

3. 准确稀释对效价检测很重要,混匀时尽量不要产生气泡,应使用精度较高的微量移液器,尽量增加稀释液容量,减少操作误差,保证各稀释度下吸样一致,避免因稀释不均导致的"跳管"现象。

4. 因为技术上的差异或生物变异,同一样本两次检测可能产生正负一个稀释度的差异。因此对同一个体的某抗体效价动态监测时,两次效价比较相差大于等于两个稀释度才有临床意义。

【临床意义】

1. 评价抗体的量,通常抗体浓度与效价呈正相关。

2. 可以评价血清特异性和效价高低,也可以比较两份抗原的强弱。

3. 试剂血清的确认和标准化。对新试剂或新批号试剂确认时,要检测其效价,判断是否符合国家标准;特殊血型鉴定时,需要确定试剂血清效价,以确定最适稀释度。

二、IgG 抗 -A(B)效价测定

【实验原理】

IgM 和 IgG 两种免疫球蛋白共存于同一份受检血清中时,检测 IgG 抗体的效价需要用巯基试剂预处理,使 IgM 抗体分子裂解失去生物学活性,在盐水介质中不能凝集相应红细胞,而 IgG 抗体生物学活性不受影响,仍然保持致敏含有相应抗原红细胞的能力,可以用间接抗球蛋白试验进一步分析。常用巯基试剂有二硫苏糖醇(DTT)和 2- 巯基乙醇(2-mercaptoethanol, 2-Me)。本试验以抗球蛋白介质技术进行 IgG 抗体效价测定。

【主要器材】

干燥试管、试管架、微量移液器、显微镜、37℃水浴箱和血清学专用水平离心机。

【主要试剂】

生理盐水、pH 7.3 的 PBS、2%~5% 标准红细胞悬液(A 型或 B 型试剂红细胞悬液)、抗球蛋白试剂、2-Me 应用液(取浓缩液 1.6ml,用 pH 7.3 的 PBS 稀释到 100ml,分装,4℃冰箱保存备用)。

【实验标本】

待检血清。

【实验步骤】

1. 破坏 IgM 抗体

(1)标记:取试管 2 支,分别标记待检管和对照管。

(2)加血清:分别向待检管和对照管中各加入 0.5ml 待检血清。

(3)加试剂:待检管加入 2-Me 应用液 0.5ml,对照管加 pH 7.3 的 PBS 0.5ml,混匀。

(4)孵育:将待检管和对照管均密封试管口,置于 37℃水浴箱中孵育 15~30min。

(5)加红细胞悬液:从待检管和对照管中各取 100μl 孵育液,分别加入相应抗原红细胞悬液 50μl。

(6)离心:以 1 000×g 离心 15s。

(7)观察结果:轻摇试管,肉眼观察红细胞有无凝集。

(8)判断结果:加 2-Me 应用液的待检管不凝集,对照管凝集,则证实 IgM 抗体破坏完全。

2. 测定 IgG 效价

(1)实验准备:取试管 10 支,按照血清稀释度编 1~10 号,除第 1 管外,其余各管加 100μl 生理盐水。

(2)加血清:在第 1、2 管中各加入上述经 2-Me 处理的待检血清 100μl。

(3)倍比稀释:第 2 管混匀后移出 100μl 至第 3 管,用相同方法依次类推,至第 10 管,从最后一管中移出的 100μl 保留备用。第 1 管至第 10 管的稀释度分别为 1:2、1:4、1:8、1:16、1:32、1:64、1:128、1:256、1:512、1:1 024(2-Me 处理后的待检血清已经是 1:2 稀释)。另取一试管加 100μl 生理盐水,作对照。

(4)加相应抗原红细胞:上述 11 支试管,每管加 A 型(B 型)特定红细胞悬液 50μl,37℃水浴箱中温育 30~60min。

(5)加抗球蛋白试剂:每管加抗球蛋白试剂 50μl,混匀。

(6)离心：以 1 000×g 离心 15s。

(7)观察结果：取出试管，肉眼观察各管有无凝集反应(最好先从最高稀释倍数的试管观察起)。

(8)判断结果：肉眼观察凝集为"1+"的最高稀释度的倒数就是效价。如果最末管仍有凝集，取之前保留备用的最末次稀释血清继续倍比稀释试验，至反应无凝集为止。

【注意事项】

1. DTT 和 2-Me 都属于含巯基类还原剂，使用时注意与实验血清的最适比例和反应条件，以求最大程度去除 IgM 抗体。

2. DTT 也可以用于灭活 IgM 型抗体，以检测 1gG 抗 -A(B)抗体效价。优点是无恶臭味，反应时间短；缺点是对强抗体灭活效果较差，一般临床使用较少。

3. 2-Me 应用液有刺激性气味而且易挥发，打开包装后应分装保存，一次性使用。没有用完的最好废弃，以免影响试验结果。

4. 巯基试剂中和法进行产前检测 IgG 抗 -A 或抗 -B 抗体时，盐水介质试验与抗球蛋白试验相差两个稀释度以上才可靠。

【临床意义】

常用于 ABO 血型系统 IgG 抗 -A 和 / 或抗 -B 效价测定。如测定孕妇产前血清中 IgG 抗体的效价或产妇血清免疫性抗体效价，可用于预测或诊断母婴血型不合新生儿溶血病。当孕妇 IgG 抗 -A 和 / 或抗 -B 效价 ≥64 时，认为有临床意义；当效价 ≥256 或效价升高 4 倍以上时，认为胎儿受害的可能性大，应定期监测。

【思考题】

1. 血清抗体效价测定有哪些用途？
2. 如何使用抗球蛋白技术检测 IgG 型血型抗体效价？

（黄作良　罗海玲）

实验十五　直接抗球蛋白试验

抗球蛋白试验又称为 Coombs 试验,是检测红细胞不完全抗体和 / 或补体的一种经典方法。抗球蛋白试验可分为直接抗球蛋白试验(DAT)和间接抗球蛋白试验(IAT),DAT 是检测受检者红细胞是否被 IgG 类抗体和 / 或补体致敏;IAT 主要检测受检者血清中有无不完全抗体。一般产前做母体 IAT,若 IAT 阳性,提示母亲血液中存在不完全抗体;产后做新生儿DAT,若 DAT 阳性,说明新生儿红细胞被母亲血型抗体致敏,是红细胞受累的重要依据。

【实验目的】

1. 掌握 DAT 检查红细胞血型不完全抗体的原理、方法及注意事项。
2. 了解 IAT 的原理。

【实验原理】

受检者血清中 IgG 类抗体可与含有相应抗原的红细胞结合形成抗原抗体复合物,因IgG 类抗体分子长度小于红细胞间隙,在盐水介质中只能致敏红细胞(即包被红细胞),不能使红细胞出现凝集反应,通过加入抗球蛋白试剂后,抗球蛋白的 Fab 片段可与包被在红细胞上 IgG 的 Fc 片段结合,通过抗球蛋白试剂的"桥联"促使致敏红细胞形成肉眼可见的凝集。因此,采用该法可筛查红细胞上的不完全抗体或补体。

【主要器材】

试管、试管架、记号笔、微量移液器、载玻片、显微镜等。

【主要试剂】

1. 抗球蛋白试剂　多特异性抗球蛋白试剂(包括抗 -IgG 和抗 -C3d)。
2. 阳性对照红细胞　5%IgG 致敏的试剂红细胞(即 IgG 抗 -D 抗体致敏的 5%Rh 阳性O 型红细胞悬液)。
3. 阴性对照红细胞　5% 标准 O 型红细胞悬液。
4. IgG 抗 -D 血清。
5. 生理盐水等。

【实验标本】

EDTA-K$_2$抗凝静脉血。

【操作步骤】

1. 配制5%红细胞悬液　取抗凝静脉血2ml,1 000×g离心3~5min,分离血浆和红细胞。将血浆分离到另一试管备用。红细胞用生理盐水重悬,1 000×g离心3~5min,弃去上清液,生理盐水重复洗涤3次,末次洗涤后,尽可能去除上清液。取试管底部的压积红细胞配成5%红细胞悬液。

2. 加待检红细胞　取4支试管,分别标记为测定管、盐水对照、阳性对照、阴性对照。在测定管、盐水对照中加入制备好的5%受检者红细胞悬液各50μl,阳性对照管加入5%阳性对照红细胞悬液(即IgG致敏的试剂红细胞)50μl、阴性对照管加正常人5%红细胞悬液(即阴性对照红细胞)50μl,见表15-1。

3. 加试剂　分别向测定管、阳性对照管和阴性对照管加入最适稀释度的多特异性抗球蛋白试剂50μl,盐水对照管加生理盐水50μl,立即混匀,见表15-1。

表 15-1　受检者红细胞直接抗人球蛋白试验　　　　　　　　单位:μl

反应物	测定管	盐水对照	阳性对照	阴性对照
5%受检者红细胞悬液	50	50		
5%阴性对照红细胞悬液				50
5%阳性对照红细胞悬液			50	
抗人球蛋白试剂	50		50	50
生理盐水		50		

4. 离心　混匀后1 000×g离心15s。

5. 观察结果　首先观察上清有无溶血。若无溶血,再轻轻摇动试管,使细胞扣摇散,肉眼观察有无凝集和溶血,若有可疑凝集,可将混悬液涂于玻片上,借助显微镜观察,确认结果。

6. 判断结果　如阳性对照管凝集,阴性对照管不凝集,测定管肉眼可见明显凝集,或镜下有3~4个以上红细胞的凝集,并均匀分布在游离红细胞之间者为DAT阳性;测定管无凝集为DAT阴性。

7. 复核试验　若含有抗球蛋白试剂的测定管未观察到凝集,需继续加入5%IgG致敏的试剂红细胞50μl,1 000×g离心15s,观察结果,凝集表示阴性结果可靠。不凝集表示试剂失效,结果不可信,应排查原因,重新试验。

【注意事项】

1. 试管应清洁干燥,防止溶血。标本应新鲜,因为标本久置后红细胞上吸附的不完全抗体游离到血浆中,可造成假阴性或阳性反应减弱。

2. 受检者红细胞应充分洗涤,以减少血清蛋白和补体对结果的干扰。红细胞洗涤后应立即进行后续操作,延迟或中途停止可使致敏红细胞上的抗体释放,影响实验结果。

3. 抗球蛋白试剂应按操作说明书使用,选择最适稀释浓度,以减少前带和后带反应的影响,防止假阴性结果。

4. 若受检者红细胞多特异性直接抗球蛋白试验阳性者,应再用单特异性抗 -IgG、抗 -C3d 试剂分别鉴定致敏红细胞的抗体特异性。

5. 凝集法 DAT 试验中,红细胞至少要结合一定量的 IgG 分子或补体 C3 分子,DAT 试验才会出现阳性。若红细胞上吸附的抗体或结合的补体分子少,自身免疫性溶血性贫血 DAT 试验可出现假阴性。

6. 若盐水对照凝集,提示可能存在冷自身凝集素或温抗体 IgG/IgM 的自发凝集。在 37℃孵育红细胞或温盐水洗涤红细胞,可消除冷自身抗体的影响。若存在自身凝集可用 DTT 处理红细胞后进行。否则,试验结果无参考价值。

【方法学评价】

微柱凝胶卡(抗 -IgG)采用配套试剂、离心机、孵育器等进行 DAT 检测,比传统的 DAT 试验简捷、敏感、客观,可省去复杂的红细胞洗涤过程,结果判读直接、客观,并可长期保存。但若标本有纤维蛋白析出,可导致结果假阳性。

【临床意义】

该试验主要检测红细胞表面结合的不完全抗体,常用于新生儿溶血病、溶血性输血反应、自身免疫性溶血性贫血以及药物诱导产生的自身抗体的检测。

【思考题】

1. 在 DAT 中受检者红细胞自身对照管(盐水对照管)若出现凝集,见于哪些情况?
2. 若 DAT 中受检者红细胞洗涤不充分,对 DAT 会产生哪些影响?
3. DAT 为什么要采用最佳稀释度的抗球蛋白血清?

(马　丽　李晓非)

实验十六 ABO 血型不合新生儿溶血病检查试验

自然界中广泛存在着 A 或 B 血型物质,持续的免疫刺激可使机体产生 IgG 型抗体。由于 O 型血母亲 IgG 类抗 -A、抗 -B 抗体比 A 型或 B 型者更多见,且效价较高,因此,临床上 90% 以上的 ABO 血型不合新生儿溶血病(ABO hemolytic disease of the newborn, ABO-HDN)主要见于 O 型血的母亲,A 型血或 B 型血的新生儿。本检测也以 O 型血母亲,A 型血或 B 型血新生儿为检测对象。

【实验目的】

1. 掌握母体血清中 IgG 抗体效价测定、新生儿红细胞直接抗球蛋白试验、新生儿血浆(血清)游离抗体检查、新生儿红细胞抗体释放试验的原理、操作步骤和注意事项。
2. 熟悉新生儿溶血病检查的临床意义。
3. 了解试剂的配制。

一、母体血清中 IgG 抗体效价测定

人类血型抗体可以有 IgM 和 IgG 两种类型的免疫球蛋白同时存在,因此测定 IgG 抗体效价之前,应先去除血清中 IgM 抗体,其去除方法有 DTT 法和 2-Me 法。去除 IgM 抗体后,测定 IgG 抗体效价的方法有抗球蛋白法、LISS 法、聚凝胺介质法和木瓜酶介质法等。

【实验原理】

IgM 抗体是由 5 个单体通过 J 链和二硫键相连而形成的五聚体。含有巯基的 DTT 和 2-Me 可以裂解二硫键,破坏 IgM 抗体的 J 链,IgM 抗体裂解为 6~7 个 s 亚单位,这种亚单位虽然仍保持与抗原结合的能力,但已失去与其相应红细胞凝集的特性。但 IgG 抗体分子则不被 DTT 和 2-Me 灭活,保持与相应红细胞凝集的特性。血清标本在经过含巯基类还原剂处理后,再用抗体效价测定的倍比稀释法即可测定标本中 IgG 抗体效价。

【主要器材】

试管、微量移液器、37℃水浴箱、离心机等。

【主要试剂】

pH 7.3 PBS（KH$_2$PO$_4$ 1.73g，Na$_2$HPO$_4$·12H$_2$O 19.35g，NaCl 8.0g 溶于 100ml 蒸馏水中）、0.01mol/L DTT（0.154g DTT 溶于 100ml pH 7.3 PBS 中）、0.2mol/L 2-Me（1.6ml 2-Me 溶于 100ml pH 7.3 PBS 中）、5% 相应抗原红细胞悬液、抗球蛋白试剂（抗 -IgG）。

【实验标本】

母体或胎儿待检血清。

【操作步骤】

1. 破坏 IgM 抗体

（1）标记：取 2 支试管，分别标记待检管和对照管。

（2）加血清：分别向待检管和对照管中各加入 1ml 待检血清。

（3）加试剂：对照管加 1ml 不含 DTT 或 2-Me 的 pH 7.3 PBS，待检管加入 1ml 0.01mol/L DTT 或 0.2mol/L 2-Me。

（4）孵育：对照管和待检管均采用玻璃纸封口，混匀，置于 37℃水浴箱中孵育 30min。

（5）加红细胞悬液：分别向待检管和对照管各加入 1ml 5% 相应抗原红细胞悬液。

（6）离心：1 000 ×g 离心 15s。

（7）观测结果：轻摇试管，肉眼或镜检观察红细胞有无凝集。

（8）判断结果：加 DTT 或 2-Me 的待检管不凝集，对照管凝集，则证实 IgM 抗体破坏完全。

2. 测定 IgG 效价（参见"血清抗体效价测定"章节）。

【注意事项】

1. 2-Me 试剂配制完后，应分装于安瓿中，4℃保存备用，或现用现配。因为 2-Me 气味难闻且易挥发，一旦打开包装应一次性使用完，未用完应丢弃。

2. DTT 和 2-Me 都属于含巯基类还原剂，使用时注意与实验血清的最适比和反应条件，以求最大程度去除 IgM 抗体。

3. 表达某血型抗原红细胞要根据胎儿红细胞血型来进行选择，如母亲为 O 型，胎儿为 A 型，则选择 A 型红细胞；如胎儿为 B 型，则选择 B 型红细胞。

4. 本实验在 HDN 检测中包括两类实验：一是母体血清 IgG 抗体效价测定，该实验产前检查和产后检查均可应用；二是胎儿血清 IgG 抗体效价测定，主要是产后检查采用。由于新生儿体内的绝大多数血型抗体都来自母体，而且母体血清中的抗体效价一般比新生儿血清中的抗体效价更高，因此，如果未明确要求测定新生儿体内血型抗体效价，则测定母体血清中的抗体效价即可。

5. 如果试验中对照管未见反应，表明抗体已被稀释，有可能不能达到凝集反应所需效价，结果不可信。

6. 在做倍比稀释时应注意，混匀时尽量不要产生气泡，吹 / 吸干净微量移液器吸头内残留液体后再进行下一试管的液体混匀（最好每个稀释度换一个吸头）。稀释后的体积不能太小,否则影响实验的准确性,推荐其至少要大于 200μl,吸取每个稀释度血清后的移液器吸头应更换。

7. 前带现象可以引起第 1 支试管的反应比稀释度更高的试管中的反应弱一些,看结果时最好从最高稀释度的试管开始。如最高稀释度的凝集强度仍大于"1+",需继续稀释。

8. 在效价对比试验中,应有 3 个或 3 个以上稀释度差异,才具有意义。因为技术上的差异或生物变异可使两次试验的结果产生正负一个稀释倍数的差异,如抗体效价为 32 时,重复试验的最高稀释度可能是 1∶32,也可能是 1∶64 或 1∶16。

9. 在不同时间测定母体的抗体效价时,必须采用同一方法和同样抗原表型的红细胞进行实验,以便比较。

【临床意义】

当 IgG 抗 -A 或抗 -B 效价 ≥ 64 时,提示胎儿有可能受到同种异体的血型抗体损害;当 IgG 抗 -A 或抗 -B 效价 ≥ 256 或者前后两次抗体效价持续上升超过 4 倍时,提示胎儿可能发生 ABO-HDN。所以临床上动态监测 ABO 血型不合的母体 IgG 抗体效价,有助于及时预防 HDN 的发生。

【思考题】

1. 本试验中加入二硫苏糖醇或 2- 巯基乙醇的主要作用是什么?
2. HDN 的诊断中,母体血清血型抗体 IgG 效价测定有什么临床意义?

二、新生儿红细胞直接抗球蛋白试验

母体血型为 O 型,胎儿为非 O 型,母体血清 IgG 抗体效价测定也发现母体血清含有针对胎儿的血型抗体,则可用直接抗球蛋白试验进一步验证胎儿红细胞是否被母体来源的血型抗体致敏。

【实验原理】

如果胎儿血清中有来源于母体的 IgG 型血型抗体,则该抗体可以与胎儿红细胞结合,形成致敏的胎儿红细胞,这种致敏的胎儿红细胞在加入抗球蛋白试剂后,即可通过抗球蛋白的桥接作用,发生凝集反应。

【主要器材】

试管、微量移液器、离心机、显微镜等。

【主要试剂】

1. 抗球蛋白试剂(抗 -IgG) 通过生产厂家标定为最适稀释度。
2. 阳性对照红细胞(IgG 抗 -D 抗体致敏的 5%Rh 阳性红细胞悬液) 取正常人 3 人份 O 型红细胞等量混匀,经生理盐水洗涤 3 次后离心取压积红细胞,加等量抗 -D 血清,置 37℃水浴致敏 1h,取出后再用生理盐水洗涤 3 次,取压积红细胞配制成 5% 红细胞悬液即可。

3. 阴性对照红细胞(健康人 5% 红细胞悬液)　取健康人 3 人份 O 型红细胞等量混匀,经生理盐水洗涤 3 次后离心取压积红细胞,配制成 5% 红细胞悬液即可。

【实验标本】

新生儿 EDTA-K$_2$ 抗凝血。

【操作步骤】

1. 分离血浆和红细胞　取新生儿抗凝血 3~5ml,离心分离出血浆和红细胞(血浆分离到另一试管待检)。

2. 配制红细胞悬液　用生理盐水洗涤红细胞,$1\,000 \times g$ 离心 5min,弃去上清液,再加生理盐水,充分混匀,离心洗涤,如此反复 3 次,第 3 次洗涤后尽量去除上清液,取试管底部的压积红细胞配成 5% 红细胞悬液,余下的压积红细胞备用。

3. 标记　标记 4 支试管,分别为待检管、自身对照管、阳性对照管、阴性对照管。

4. 加试剂和红细胞等反应物　按照表 16-1 操作。

表 16-1　新生儿红细胞直接抗人球蛋白试验加样表　　　　单位:μl

反应物	待检管	自身对照管	阳性对照管	阴性对照管
5% 新生儿红细胞悬液	50	50		
5% 阴性对照红细胞悬液				50
5% 阳性对照红细胞悬液			50	
抗球蛋白试剂	50		50	50
生理盐水		50		

5. 离心　混匀后 $1\,000 \times g$ 离心 15s。

6. 观测结果　轻轻转动试管,先用肉眼观察凝集,若有可疑凝集,可将混悬液吸涂到玻片,在显微镜下观察结果。

7. 判断结果　肉眼可见明显凝集,或镜下有 3~4 个以上红细胞的凝集,均匀分布在游离红细胞之间者为阳性;无凝集者为阴性。

【注意事项】

1. 标本采集后应立即进行试验,延迟试验或中途停止可使抗体从细胞上丢失。

2. 新生儿抽血困难,抗凝血标本应妥善保存,采集标本时间,最好在出生后 7d 内。

3. 实验所用试管等器材应清洁干燥,防止溶血。

4. 该试验阳性者,要用单特异性抗 -IgG、抗 -C3d 试剂鉴别新生儿红细胞上致敏的是 IgG 还是补体 C3d,若是补体 C3d 则临床意义不大。

5. 红细胞应洗涤干净、彻底,以去除红细胞中混杂的血清蛋白,防止假阳性结果。

6. 必须设立阴性对照和阳性对照。可对阴性对照进行核实,即在该试管中再加 50μl IgG 致敏红细胞,如结果为阳性,则表明试管内抗球蛋白试剂未被消耗,阴性结果可靠。

7. 患儿红细胞加盐水管（自身对照管）应不凝集，若出现凝集，说明细胞本身有自凝现象，试验结果无参考意义。

【思考题】

1. 本实验中患儿红细胞自身对照管应不凝集，若出现凝集，有什么提示意义？
2. 本实验中如果采用的多特异性抗球蛋白试剂为非广谱试剂，可能会对检测结果带来什么影响，为什么？

三、新生儿血浆（血清）游离抗体检查

常采用间接抗球蛋白试验检测新生儿血浆（血清）游离抗体，用已知血型抗原的红细胞鉴定患儿血清中是否有游离的 IgG 血型抗体，并与新生儿红细胞上相对应的抗原反应。

【实验原理】

新生儿血清中的 IgG 抗体来自母亲，若能检测出新生儿血清有游离抗体，此抗体可与新生儿红细胞起反应，则游离抗体试验阳性，提示新生儿可能受害。

【主要器材】

同新生儿红细胞直接抗球蛋白试验。

【主要试剂】

同新生儿红细胞直接抗球蛋白试验。

【实验标本】

新生儿血清。

【操作步骤】

1. 标记   取 5 支试管，分别标记 A 管、B 管、O 管、阳性对照管和阴性对照管。
2. 加入反应物   按照表 16-2 加入反应物。

表 16-2   新生儿血清游离抗体检查加样表   单位：μl

反应物	A 管	B 管	O 管	阴性对照管	阳性对照管
待检血清	100	100	100		
阴性对照				100	
阳性对照					100
5%A 型红细胞	50				
5%B 型红细胞		50			
5%O 型红细胞			50	50	50

3. 孵育　混匀,置于 37℃水浴箱孵育 1h。

4. 观测结果　肉眼观察各管有否凝集,如出现凝集,说明有相应抗体,不必继续下面试验。

5. 洗涤　用生理盐水洗涤 3 次,吸尽上清生理盐水。

6. 加抗球蛋白　各管加多特异性抗球蛋白试剂 50μl。

7. 离心　混匀后 1 000×g 离心 15s。

8. 观测及判断结果　轻轻混悬试管底部细胞,肉眼观察凝集,结果判断如下:①如果 A 管凝集,其他管不凝集,说明存在游离的抗 -A 抗体;同样,如果 B 管凝集,其他管不凝集,说明存在游离的抗 -B 抗体。②如果 A 管凝集,B 管亦凝集,O 管不凝集,说明存在游离的抗 -A、抗 -B 或抗 -AB 抗体。③如果 O 管凝集,此时无论 A 管和 B 管是否出现凝集,则均说明存在游离的 ABO 血型以外的抗体。④如果 A 管、B 管、O 管均不凝集,则说明没有游离的抗体存在。

【注意事项】

1. 由于新生儿体内的 IgG 血型抗体来自母亲,而且母亲血清中的抗体效价一般高于新生儿,血清量也多,实验结果好判断,因此,通常可用母亲血清代替新生儿血清与红细胞反应。

2. 阴性结果应加 IgG 抗 -D 致敏细胞检查试验结果的可靠性。

【思考题】

1. 本实验中为什么阴性结果需要加 IgG 抗 -D 致敏细胞检查试验结果的可靠性?

2. 本实验中为什么要加 O 型红细胞?

四、新生儿红细胞抗体放散试验

在通过直接抗球蛋白试验确定新生儿红细胞被母体来源的抗体致敏后,可以进一步通过新生儿红细胞抗体放散试验再次验证,同时,新生儿红细胞抗体放散试验还可以对血型抗体的特异性作出分析。

【实验原理】

抗原抗体结合后,在一定的反应条件下,可以发生可逆反应,即抗原与抗体相互分离。在新生儿溶血病检验中,如果胎儿红细胞有被来源于母体的血型抗体致敏,那么通过放散试验(释放试验),可以将致敏新生儿红细胞表面的血型抗体洗脱到放散液中,再对放散液中的抗体进行特异性检查。

【主要器材】

微量移液器、37℃水浴箱、56℃水浴箱、显微镜等。

【主要试剂】

化学放散试剂(乙醚或三氯甲烷/三氯乙烯,分析纯)、磷酸氯喹放散液、反应增强剂(LISS 或聚乙二醇)。

【实验标本】

患儿抗凝血(>3ml),最好采用 EDTA-K$_2$ 或枸橼酸钠抗凝。

【操作步骤】

ABO 血型不相容的新生儿红细胞抗体放散试验(热放散法)参见"放散试验"章节。

【注意事项】

1. 热放散试验完成后,要在 56℃热水的离心套管中离心,以免温度降低使抗体重新吸收。

2. 该试验阴性结果应加阳性致敏红细胞检查试验结果的可靠性。

3. 通过直接抗球蛋白试验、游离试验、放散试验 3 项试验结果,可综合判定 ABO 系统 HDN,结果见表 16-3。

表 16-3　ABO 系统血型不合 HDN 检查判定表

直接抗球蛋白试验	游离试验	放散试验	结论
−	−	−	血清学试验未能证实 HDN
+	−	−	疑为 HDN
−	+	−	疑为 HDN
−	−	+	证实为 ABO-HDN
+	−	+	证实为 ABO-HDN
−	+	+	证实为 ABO-HDN
+	+	−	证实为 ABO-HDN
+	+	+	证实为 ABO-HDN

HDN:新生儿溶血病

【思考题】

1. 请简述影响新生儿红细胞抗体放散试验结果准确性的因素有哪些?

2. 请分析说明新生儿红细胞直接抗球蛋白试验、血清游离抗体检查和红细胞抗体放散试验 3 项检测的目的及差异?

（夏　琳　庄锡伟）

实验十七　Rh 血型不合新生儿溶血病检查试验

母婴 Rh 血型不合新生儿溶血病（Rh-HDN）一般是指 RhD 血型不合，严格来说，Rh（E、e、C、c）也能造成 HDN，但这些抗原即使不配合也很少导致 HDN。因此，本试验只检测 RhD 血型不合 HDN。

【实验目的】

1. 掌握母体血清中 IgG 抗 -D 效价测定、新生儿红细胞直接抗球蛋白试验、新生儿血浆（血清）游离抗体检查、新生儿红细胞抗体放散试验的实验原理。

2. 熟悉新生儿溶血病检查的临床意义。

3. 了解操作步骤和注意事项等。

一、母体血清中 IgG 抗 -D 效价测定

【实验原理】

同 ABO 血型不合母体血清中 IgG 抗体效价测定。

【主要器材】

同 ABO 血型不合母体血清中 IgG 抗体效价测定。

【主要试剂】

同 ABO 血型不合母体血清中 IgG 抗体效价测定。

【实验标本】

同 ABO 血型不合母体血清中 IgG 抗体效价测定。

【操作步骤】

同 ABO 血型不合母体血清中 IgG 抗体效价测定。

【注意事项】

同 ABO 血型不合母体血清中 IgG 抗体效价测定。

【临床意义】

IgG 抗 -D 效价 ≥ 32，发生 Rh-HDN 可能性较大。

二、新生儿红细胞直接抗球蛋白试验

如果检查发现母体血型为 Rh 阴性，胎儿 Rh 阳性，母体血清 IgG 抗 -D 效价测定也发现异常时，则需要进一步验证胎儿红细胞是否被母体来源的血型抗体致敏。

【实验原理】

同 ABO 血型不合新生儿红细胞直接抗球蛋白试验。

【主要器材】

同 ABO 血型不合新生儿红细胞直接抗球蛋白试验。

【主要试剂】

同 ABO 血型不合新生儿红细胞直接抗球蛋白试验。

【实验标本】

同 ABO 血型不合新生儿红细胞直接抗球蛋白试验。

【操作步骤】

同 ABO 血型不合新生儿红细胞直接抗球蛋白试验。

【注意事项】

同 ABO 血型不合新生儿红细胞直接抗球蛋白试验。

【临床意义】

1. 通常 ABO-HDN，直接抗球蛋白试验较弱，一般不超过"1+"，而 Rh-HDN 直接抗球蛋白试验较强，一般 ≥"2+"。所以，借助直接抗球蛋白试验凝集强弱可间接区别 ABO-HDN 或 Rh-HDN 的类型。

2. 母婴 Rh 血型不合的新生儿 Rh 血型鉴定比较困难，患儿红细胞直接抗球蛋白试验强阳性，患儿 Rh 阳性红细胞的 D 抗原位点被母亲抗 -D 抗体饱和，使得患儿 Rh 阳性红细胞没有足够的抗原位点和标准抗血清反应，导致采用 IgG 性质的血型抗体鉴定 Rh 血型出现所谓的"遮断现象"。此时可采用 IgM 型单克隆抗体（如盐水介质的抗体）的血型鉴定试剂替代，若 IgM 型单克隆抗体鉴定 Rh 血型仍为阴性或弱阳性，则需要热放散试验（患儿红细胞直接抗球蛋白试验阴性),重新获取去除 IgG 抗体的患儿红细胞后再进行 Rh 血型鉴定。

3. 产前间接抗球蛋白试验阳性尚不能确诊为 HDN,产后直接抗球蛋白试验阴性也不能完全排除 HDN(自身抗体,补体影响),诊断 HDN 需结合抗体对新生儿红细胞破坏情况和黄疸程度进行综合判断。

三、新生儿血浆(血清)游离抗体检查

【实验原理】

同 ABO 血型不合新生儿血浆(血清)游离抗体检查。

【主要器材】

同 ABO 血型不合新生儿血浆(血清)游离抗体检查。

【主要试剂】

一组谱红细胞(一般 ≥ 11 号)。

【实验标本】

同 ABO 血型不合新生儿血浆(血清)游离抗体检查。

【操作步骤】

1. 标记　取 12 支试管,编号同 1~11 号谱红细胞,第 12 管为新生儿自身红细胞。
2. 加标本　各管加新生儿或母亲血清 50μl,第 1~11 管加入相应的谱红细胞 25μl,第 12 管加新生儿自身红细胞 25μl,混匀。
3. 孵育　置于 37℃水浴箱孵育 1h。
4. 离心　取出以 1 000×g 离心 1min,肉眼观察结果。
5. 洗涤　用生理盐水洗涤 3 次,吸尽上清生理盐水。
6. 加抗球蛋白　各管加多特异性抗球蛋白试剂 50μl。
7. 离心　混匀后 1 000×g 离心 15s,肉眼或镜检观察红细胞有无凝集。
8. 判断结果　血清与谱红细胞产生凝集反应,表明血清中含有相应抗体;根据谱红细胞反应格局表和婴儿的 Rh 血型,判断血清中该抗体的特异性。

【注意事项】

1. 是用一组谱红细胞与患儿或母亲血清反应,用间接抗球蛋白试验检测血清游离抗体。
2. 鉴于新生儿血中抗体来源于母亲,母亲血清数量相对患儿多,抗体效价高,并且容易抽取。因此,Rh-HDN 检测时,若游离试验新生儿的血清不够可用母亲的血清代替。

四、新生儿红细胞抗体放散试验

Rh-HDN 新生儿红细胞抗体放散试验时应使用乙醚放散,因为 Rh 抗体与新生儿红细胞结合能力较强,用热放散效果不佳。

【实验原理】

同 ABO 血型不合新生儿红细胞抗体放散试验。

【主要器材】

同 ABO 血型不合新生儿红细胞抗体放散试验。

【主要试剂】

一组谱红细胞(一般 ≥ 11 号); 化学放散试剂: 乙醚(分析纯)。

【实验标本】

同 ABO 血型不合新生儿红细胞抗体放散试验。

【操作步骤】

Rh 血型不合的新生儿红细胞抗体放散试验(乙醚放散法)参见"放散试验"章节。

【注意事项】

1. 如新生儿存在 Rh 血型不合的同时也存在 ABO 血型不合,则应排除合并 ABO-HDN,例如 O 型血母亲生出 A 型患儿,该患儿患有抗 -D 引起的 HDN,则需要 Rh 阴性的 A、B 型红细胞来排除患儿同时患有 ABO-HDN。

2. 乙醚为易燃试剂,使用时注意远离明火。

【思考题】

1. Rh-HDN 时如何知道被检者是否合并了 ABO-HDN?
2. Rh-HDN 需要做哪些确诊试验?

（夏 琳 庄锡伟）

实验十八　简易致敏红细胞血小板血清学试验

简易致敏红细胞血小板血清学技术可用于血小板抗体检测和交叉配合试验,也可用于血小板抗原鉴定、血小板自身和药物依赖性抗体检测。该技术操作简便、快速、微量、敏感,且不需要特殊仪器,近年来在临床得到了广泛应用。血小板血型血清学检测可提高血小板输注的安全性、有效性,临床常通过检测血小板血型抗体种类、交叉配型,从而选择血小板血型相同的血小板进行输注。本实验可以检测血浆或血清中血小板抗体,包括 IgG 型人类白细胞抗原(human leukocyte antigen,HLA)抗体或人血小板抗原(human platelet antigen,HPA)抗体。

【实验目的】

1. 掌握简易致敏红细胞血小板血清学实验的试验原理。
2. 了解简易致敏红细胞血小板血清学实验的试验操作流程。
3. 掌握血小板抗体检测的临床意义。

【实验原理】

简易致敏红细胞血小板血清学试验(simplified sensitized erythrocyte platelet serology assay,SEPSA)采用固相凝集法及红细胞黏附试验原理,将富含血小板血浆加入 U 形微孔板,经离心、洗涤过程,使血小板固定于孔底,与受检者血清反应。如果受检者血清中存在血小板的抗体,则该抗体就可结合于包被的血小板上(形成致敏血小板层)。加入指示细胞(结合有抗人 IgG 的绵羊红细胞),并经适当离心后与抗体结合的指示红细胞会通过血小板抗体搭桥而结合致敏血小板层,指示细胞向微孔底部的迁移会受到指示红细胞抗 -IgG 抗体与致敏血小板的抗体间抗体桥联作用的障碍,从而沉积于 U 形孔的四周,呈现阳性反应。若为阴性反应,由于缺乏血小板抗原抗体的相互作用,指示红细胞在移动时不会受阻,最终在微孔底部形成一个紧密堆积的红细胞扣。

【主要器材】

微量移液器、滴管、37℃加热板或干热培养箱、平板离心机、37℃水浴箱、小试管、试管架、记号笔。

【主要试剂】

U 形微孔板（已包被鼠抗人血小板单克隆抗体）、低离子强度溶液、指示红细胞、血小板抗体检测细胞，pH 6.5~7.5 的磷酸盐缓冲液（PBS）、抗球蛋白试剂、阳性对照、阴性对照。

【实验标本】

待检血清或血浆（EDTA-K_2 抗凝）。

【操作步骤】

1. 检测前将所有试剂与样本平衡至室温。

2. 制备血小板悬液　可将商品化冻干型血小板抗体检测细胞用生理盐水稀释后直接使用；也可采用 3 人份等比例混合 O 型血小板悬液，即将有效期内机采血小板用生理盐水进行 5~10 倍稀释后混合，调整血小板悬液的适宜浓度为 $(50~150) \times 10^9$/L。

3. 取出微孔板条，标记待检孔、阳性对照孔及阴性对照孔。

4. 向反应孔中加入 50μl 血小板悬液，轻摇反应板约 10s。

5. 用平板离心机将反应板以 50 ×g 离心 5min，使血小板固定在反应孔底部。

6. 倒出反应孔中的液体，并用滴管滴加洗涤工作液清洗 3 次，洗涤过程中轻摇微孔板，然后轻轻甩掉洗涤液。最后一次洗涤后将反应板倒置于吸水纸上吸干残余液体（切勿拍打）。

7. 立即向每个反应孔加入 100μl 低离子强度溶液，并分别向相应孔中加入 50μl 待检血清、阳性对照血清、阴性对照血清。

8. 将反应孔用封口膜封好，轻轻混匀后将微孔板置于 37℃湿盒中孵育 30min。

9. 弃去封口膜，按步骤 6 洗涤反应板 5 次。

10. 立即加入 50μl 抗球蛋白试剂和 50μl 指示红细胞，轻轻振荡混匀。

11. 微孔板置平板离心机内，200×g 离心 5min（不同离心机应根据离心力及其转速和时间进行换算和设定）。

12. 将微孔板置于明亮的光源处，观察指示红细胞是否出现黏附。将检测孔与对照孔的结果进行比较，判断并记录检测结果。

13. 观察微孔板反应孔中红细胞凝集情况。

（1）若指示红细胞在微孔底部形成紧密的细胞扣，表明待检血清中未检出血小板同种抗体，结果为阴性。

（2）若指示红细胞在微孔表面形成部分或完整的细胞层，表明待检血清中含有血小板同种抗体，结果为阳性。这种患者需尽可能输注 HLA 及 HPA 配型相合的血小板制剂。

【注意事项】

1. 洗涤操作要轻柔，以免血小板铺层移位或导致铺层上干燥固定的血小板脱落。

2. 血标本应注意避免溶血，离心应严格按照实验要求。

3. 抗球蛋白试剂如浑浊则不能使用；指示细胞如浑浊、结块、溶血则不能使用。

4. 离心时间和离心力要严格按照试剂说明书要求。

5. 每次使用试剂盒的阳性和阴性对照血清前,应进行相应试剂盒的检测技术操作系统性能的评估。

6. 若检测结果中出现阳性对照血清不能检出阳性结果和 / 或阴性对照血清不能检出阴性结果,则检测必须重新进行。

7. 如果出现可疑结果(出现不规则的、非"同心圆"状的细胞层消失)或阳性对照和 / 或阴性对照未出现应有的结果时,必须重新进行检测。

【临床意义】

血小板输注对于血小板质量和数量降低所致的出血性疾病有着良好的疗效,并已成为各种血液病、肿瘤患者放化疗及骨髓移植后等不可缺少的治疗方法之一。但在临床上尤其是血液病患者由于病情需要反复多次输注血小板,这类患者极易产生血小板抗体。血小板抗体会导致患者出现血小板输注无效或血小板输血后紫癜,严重者甚至会发生颅内出血或弥散性血管内凝血(disseminated intravascular coagulation,DIC)等导致死亡。因此,在血小板输注前进行血小板抗体检测对患者尤其是血液病患者的治疗尤为重要。本实验也可用于血小板交叉配型。

【思考题】

简易致敏红细胞血小板血清学试验假阳性结果的原因有哪些?

(周小玉　罗海玲)

实验十九　微柱凝胶血小板相容性试验

微柱凝胶血小板相容性试验技术是建立在传统血小板检测和免疫微柱凝胶基础上的一项新技术。该方法操作简单、快速,样本用量少,无需大型仪器设备,结果直观易于观察,实验步骤可标准化、自动化,可于一般实验室开展。

【实验目的】

1. 掌握微柱凝胶血小板相容性试验的试验原理。
2. 了解微柱凝胶血小板相容性试验的实验步骤。

【实验原理】

微柱凝胶血小板相容性试验是将分子筛技术、离心技术和特异性的免疫反应技术的原理相结合,通过凝胶的分子筛效应,区分凝集反应中的游离红细胞和凝集红细胞的技术。微柱凝胶抗球蛋白试剂卡中依次加入稀释液、受检血清、献血者血小板、指示细胞。指示细胞上包被有动物抗人血小板抗体,该抗体 Fc 段与指示红细胞结合,Fab 段与血小板结合。如果受检血清中含有抗血小板抗体,该抗体 Fab 段也与血小板抗原结合。相邻的抗血小板抗体 Fc 段通过抗球蛋白搭桥连接形成网络状凝集复合物(指示细胞 - 血小板抗原 - 患者抗血小板抗体 - 抗球蛋白 - 患者抗血小板抗体 - 血小板抗原 - 指示细胞)。在一定离心作用下,该复合物不能通过凝胶间隙而浮于凝胶表面或凝胶中,出现肉眼可见的阳性反应;如果受检血清中无抗血小板抗体,则不能形成网络状凝集复合物,在一定离心作用下,指示红细胞可以通过凝胶间隙而沉于微柱尖底部,为阴性反应。

【主要器材】

微柱凝胶卡专用离心机、微柱凝胶卡专用孵育器、微量移液器。

【主要试剂】

血小板微柱凝胶抗球蛋白检测卡、稀释液、指示红细胞、阴性对照血清、阳性对照血清。

【实验标本】

受血者血清、献血者血小板。

【操作步骤】

1. 冻干指示红细胞用生理盐水重新溶解制成所需浓度备用。

2. 选择血小板微柱凝胶抗球蛋白检测卡,从冰箱中取出,待恢复到室温后进行预离心,防止贮运过程中由于缓冲液与胶的分离而导致的凝胶不均,离心后备用。

3. 对血小板微柱凝胶抗球蛋白检测卡进行标记,分别标记为 S、N、P(即受检标本、阴性对照、阳性对照)

4. 每孔依次加入稀释液、血清(S 孔加入受检标本血清、N 孔加入阴性对照血清、P 孔加入阳性对照血清)、献血者血小板悬液各 50μl、指示红细胞各 25μl。

5. 将微柱凝胶卡置微柱凝胶卡专用孵育器 37℃孵育 15min。

6. 将微柱凝胶卡垂直插入微柱凝胶卡专用离心机,离心(离心力和离心时间依据所使用的凝胶卡操作说明进行)后,肉眼观察结果。

7. 阳性结果　若指示红细胞沉淀在凝胶柱胶中或胶上,说明受检血清中存在抗献血者血小板的抗体,交叉配血不合。

8. 阴性结果　若指示红细胞沉淀在凝胶柱管底,即受检血清中不存在抗献血者血小板的抗体,交叉配血相合。

【注意事项】

1. 所有试剂和凝胶卡使用前应平衡至室温,否则易出现假阳性结果。

2. 注意向反应腔中加入样本及试剂的顺序(依次为受检血清、献血者血小板、指示细胞)。

3. 判读结果时应参考阴性、阳性对照。若阴性对照出现少许拖尾现象,检测管与对照管反应一致时也可判定为阴性。

【临床意义】

此试验用于检测人血小板抗原抗体反应,包括血小板交叉配型试验、血小板抗体筛检和致敏血小板检测等。其可有效地发现受血者样本中的血小板抗体,可在多名献血者中快速筛选出同受者免疫学相容的血小板,提高血小板输注疗效,大大减少血小板输注无效造成的血液资源浪费和患者负担。

【思考题】

为什么加样时要依次加入受检血清、献血者血小板、指示细胞,顺序不能颠倒?

(周小玉　龚道元)

实验二十　血小板特异性抗原 1~16 检测

血小板特异性抗原 (platelet-specific antigen) 又称为人类血小板抗原 (HPA)，是一类分布于血小板膜糖蛋白的特异性抗原，HPA 不合可介导血小板同种抗体的产生，引起同种免疫性血小板减少综合征。本实验主要介绍用酶联免疫吸附试验测定血小板的特异性抗原。

【实验目的】

1. 掌握酶联免疫吸附试验测定血小板特异性抗原的实验原理。
2. 了解酶联免疫吸附试验测定血小板特异性抗原的实验操作。

【实验原理】

本实验采用双抗体夹心法测定标本中人血小板特异性抗原，用抗人血小板特异性抗原 1~16 的鼠抗人单克隆抗体分别包被微孔板，制成固相抗体。往包被的微孔中依次加入血小板样本，再与辣根过氧化物酶 (HRP) 标记的羊抗人 IgG 结合，形成抗体 - 抗原 - 酶标抗体复合物，经过彻底洗涤后加底物四甲基联苯胺 (TMB) 显色。TMB 在 HRP 酶的催化下转化成蓝色，并在酸的作用下转化成最终的黄色。用酶标仪在 450nm 波长下测定吸光度 (A 值)，待测样本 A 值大于或等于 2 倍阴性对照 A 值为阳性。

【主要器材】

96 孔酶标包被板、微量移液器、平板离心机、酶标仪、封板膜 2 片、密封袋 1 个。

【主要试剂】

酶标试剂、样品稀释液、显色剂 A 液、显色剂 B 液、终止液、浓缩洗涤液。

【实验标本】

被检者血小板 1 份。

【操作步骤】

1. 加样　分别设空白对照孔（不加样品及酶标试剂，其余各步操作相同）、待测样品孔。

在酶标包被板上待测样品孔中先加样品稀释液 40μl,然后再加待测样品 10μl(样品最终稀释度为 5 倍)。将样品加于酶标板孔底部,尽量不触及孔壁,轻轻晃动混匀。

2. 加酶　每孔加入酶标试剂 100μl,空白对照孔除外。

3. 温育　用封板膜封板后置 37℃温育 60min。

4. 配液　将 20 倍浓缩洗涤液用蒸馏水稀释 20 倍后备用。

5. 洗涤　小心揭掉封板膜,弃去液体,甩干,每孔加满洗涤液,静置 30s 后弃去,如此重复 5 次,拍干。

6. 显色　每孔先加入显色剂 A 液 50μl,再加入显色剂 B 液 50μl,轻轻振荡混匀,37℃避光显色 15min。

7. 终止　每孔加终止液 50 μl,终止反应(此时蓝色立即转化为黄色)。

8. 测定　测定应在加终止液后 15min 以内进行,以空白对照孔调零,450nm 波长依序测量各孔的吸光度(A 值),待测样本 A 值大于或等于 2 倍阴性对照 A 值为阳性。

【注意事项】

1. 试剂盒从冷藏环境中取出应在室温平衡 60~120min 后方可使用,酶标包被板开封后如未用完,板条应装入密封袋中保存。

2. 浓缩洗涤液可能会有结晶析出,稀释时可在水浴中加温助溶,洗涤时不影响结果。

3. 各步加样均应使用微量移液器,并定期校对其准确性,以避免试验误差。一次加样时间最好控制在 5min 内,如标本数量多,推荐使用排枪加样。

4. 封板膜只限一次性使用,以避免交叉污染。

5. 底物应避光保存。

6. 严格按照说明书的操作进行,试验结果判定必须以酶标仪读数为准。

7. 所有样品、洗涤液和各种废弃物都应按传染性废物处理。

【临床意义】

通过血小板特异性抗原检测明确血小板抗原的特异性,有利于寻找合适的血小板输注,避免了血小板同种免疫的发生,保障了血小板输注的安全性和有效性。

【思考题】

血小板同种抗体产生后可引起哪些临床疾病?

(王勇军　李晓非)

实验二十一　血小板特异性抗原基因分型实验

血小板特异性抗原(HPA)测定对于多种血小板疾病患者的诊断和预后以及血小板相容性输注至关重要。传统的血小板特异性抗原的血清学检测方法无法检测到单个氨基酸改变而产生的 HPA 微小差异。

【实验目的】

1. 掌握 HPA 基因分型的实验原理。
2. 了解 HPA 基因分型的实验过程。

【实验原理】

聚合酶链反应序列特异性引物技术(PCR-SSP)根据人类血小板抗原 1~16 基因序列设计特异性针对等位基因 SNP 位点的引物,通过加入内参引物扩增特异性等位基因片段以确定血小板抗原基因型。

【主要器材】

微量移液器、低温高速离心机、漩涡混匀仪、8 联管瞬时离心机、PCR 扩增仪、微波炉、电泳仪、凝胶成像仪、ABI 测序仪。

【主要试剂】

TianGen 血液 DNA 提取试剂盒(离心柱型)、HPA 1~16 引物扩增试剂盒、DNA marker、TBE 缓冲液、琼脂糖、溴化乙锭。

【实验标本】

EDTA-K$_2$ 抗凝全血。

【操作步骤】

1. 待检标本基因组 DNA 提取　按血液 DNA 提取试剂盒说明书操作。
(1)取 1.5ml 的离心管并标记,将 EDTA-K$_2$ 抗凝全血样本颠倒混匀后,取 500μl 转移至离心管中。

(2)取 200ml 无水乙醇加入漂洗液 PW,充分混匀;68ml 无水乙醇加入缓冲液 GD 中,充分混匀。

(3)向样本中加入 750µl 细胞裂解液 CL,充分颠倒混匀后高速离心机 11 500 ×g 离心 1min,弃去上清液,得细胞核沉淀。

(4)将细胞核沉淀充分打散,再次加入 500µl 细胞裂解液 CL,充分颠倒混匀后,11 500 ×g 离心 1min,弃去上清液,得细胞核沉淀。

(5)将细胞核沉淀充分打散后加入 200µl 缓冲液 GS,振荡至充分混匀。

(6)加入 20µl 蛋白酶 K 溶液,充分混匀后加入 200µl 缓冲液 GB,颠倒混匀,转移至样本架上,56℃水浴约 10min,期间颠倒混匀数次,直至溶液变清亮。

(7)取出样本,擦干管壁及管盖水渍后加入 200µl 无水乙醇,颠倒混匀,此时可能出现絮状沉淀。

(8)取出吸附柱置于收集管中并标记,将上一步所得溶液全部加入吸附柱中,13 400×g 离心 30s,倒掉收集管中的废液并将吸附柱放回收集管中。

(9)向吸附柱中加入 500µl 缓冲液 GD,13 400 ×g 离心 30s,倒掉收集管中的废液并将吸附柱放回收集管中。

(10)向吸附柱中加入 700µl 漂洗液 PW,13 400 ×g 离心 30s,倒掉收集管中的废液并将吸附柱放回收集管中。

(11)再次向吸附柱中加入 500µl 漂洗液 PW,13 400 ×g 离心 30s,倒掉收集管中的废液并将吸附柱放回收集管中。

(12)13 400 ×g 离心 2min,倒掉废液。

(13)取干净的 1.5ml 离心管并标记,将吸附柱转入干净的离心管中,置于室温放置数分钟,彻底晾干吸附材料中残余的漂洗液。

(14)向吸附柱的吸附膜中间位置悬空滴加 50~100µl 洗脱缓冲液 TB,室温放置 2~5min 后 13 400 ×g 离心 2min,将 DNA 溶液收集至离心管中。

(15)将 45µl 缓冲液 TB 与 5µl DNA 溶液于比色杯中混匀,用紫外分光光度计测定所得基因组 DNA 浓度及纯度,浓度过高的样本用缓冲液 TB 进行稀释,将 DNA 溶液终浓度控制为 30~120ng/µl,纯度为 1.60~1.90。

2. PCR 扩增　按照 HPA 1~16 引物扩增试剂盒说明书操作,将 DNA 样本与 dNTP、Taq DNA 聚合酶、特异性引物、PCR 反应缓冲液等混合,预变性后按照变性、退火、延伸的步骤进行循环(具体温度、时间、循环数量参照说明书)。

3. 凝胶电泳

(1)在三角锥瓶中加入 TBE 缓冲液 100ml 及琼脂糖 2g 混匀,放入微波炉内加热至琼脂糖完全溶解。

(2)溶液冷却至 60℃时,加入溴化乙锭使其终浓度为 0.5µg/ml。

(3)将琼脂糖溶液倒入制胶模中,在适当位置插入梳子,冷却 30min,待凝胶完全凝固后拔出梳子。

(4)向电泳槽中加入 0.5mol/L TBE 缓冲液,使其盖过凝胶板 2mm。

(5)在加样槽中分别加入 PCR 扩增产物和 DNA marker。

(6)接通电源以 150V 电泳 20~25min,在紫外成像仪上观察结果。

4. 结果判断　凝胶上出现相应的内参条带说明扩增成功。在相应碱基对位置出现特异性条带即说明具有此 HPA 基因(阳性结果),否则无此基因(阴性结果)。

【注意事项】

1. 操作过程中应戴一次性手套,废液或废物应妥善处理,注意做好实验室清洁消毒。

2. 实验时应做好标记,有序地排列、放置和加样,避免操作混乱造成分型结果错误。

3. 每份样品检测应设立阴性对照,以防止 DNA 污染出现假阳性,以内参条带来防止假阴性。

4. 提取的 DNA 量不足、存在 PCR 抑制剂、Taq 酶不足、TEB 量不足将造成反应带弱或无反应带;DNA 量过多、不纯或污染以及 Taq 酶过量可引起假阳性。

【方法学评价】

针对 HLA 的基因检测分型技术主要有以下 5 种:

1. PCR-SSP 技术(聚合酶链反应序列特异性引物技术)　此方法简捷、易操作、结果直观,是目前常用的方法,但要求目的基因多态性的序列清楚。

2. PCR-SSOP 技术(序列特异性寡核苷酸探针引导的 PCR 反应)　该方法结果容易观察,但要求目的基因多态性的序列清楚。

3. PCR-RFLP 技术(限制性片段长度多态性 PCR)　对 DNA 纯度要求不高,重复性好,但需要一定的限制性酶切图谱。

4. PCR-SSCP 技术(单链构象多态性 PCR)　该方法可分析基因的碱基缺失或替换,也可检测已知的点突变或新的点突变,但判定基因型需要与等位基因标准品 SSCP 图谱进行对照。

5. PCR-DNA 测序　能直接检测 HPA 的多态性位点,常用于新突变的检测,但操作较复杂,耗时较长。

【临床意义】

应用分子生物学技术分析受检者 HPA 基因型,克服了血型血清学方法的限制,能够确定有临床意义的血小板抗原系统并用于血小板基因型配合性检测,避免了同种免疫所致的血小板减少,保障了输注血小板的安全性和有效性。

【思考题】

血小板抗原基因分型的分子生物学方法与血清学方法相比有何优势?

(王勇军　彭永正)

实验二十二 血清学分型方法

血清学分型方法是 HLA 抗原检测中传统的经典方法。HLA-Ⅰ类和Ⅱ类抗原均可以采用血清学方法检测。微量淋巴细胞毒试验则是血清学分型方法的典型代表。本试验两种方法均以 HLA-B27 检测为例。

【实验目的】

1. 掌握微量淋巴细胞毒试验的反应原理。
2. 了解微量淋巴细胞毒试验及酶联免疫吸附试验的操作流程。

一、微量淋巴细胞毒试验

【实验原理】

人体主要组织相容性抗原（HLA）主要存在于淋巴细胞膜表面，从受者与供者的血液分离纯化淋巴细胞后，反应孔中先加入 HLA-B27 IgM 抗体，再加入补体。假如淋巴细胞膜表面表达有 HLA-B27 抗原，则与 IgM 抗体结合形成免疫复合物，继而激活补体，然后使细胞膜受损。加入适当染料（如伊红）使之着色，在倒置相差显微镜下可观察到死亡的淋巴细胞；而不表达 HLA-B27 抗原的淋巴细胞为活细胞，不着色。

【主要器材】

普通离心机、微量移液器、倒置相差显微镜、干净小试管。

【主要试剂】

HLA-B27 抗体血清反应板、淋巴细胞分离液、兔补体、pH 7.2 磷酸盐缓冲液（PBS）、1640 培养液、10% 甲醛溶液、5% 伊红、0.04% 酚红、对照血清（阳性对照：马抗人淋巴细胞血清；阴性对照：不含 HLA 抗体的灭活 AB 型人血清）。

【试验标本】

肝素抗凝全血 3~5ml。

【操作步骤】

1. 淋巴细胞分离

(1) 3~5ml 抗凝全血与等量 PBS 液混合。

(2) 将 (1) 所得稀释血液缓慢加入 4ml 淋巴细胞分层液界面上,置入离心机 1 000×g 离心 20min。

(3) 微量移液器吸出白细胞层,又称白膜层(淋巴细胞位于该层),移入另一试管。加入 PBS 5ml 离心洗涤所得细胞,1 000 ×g 离心 10~15min;弃上清,重复洗涤 3 次。

(4) 压积淋巴细胞用 1640 液调整至 (2~4)×10⁶/ml 悬液,备用。

2. 微量淋巴细胞毒试验

(1) 在每个 HLA-27 抗体反应板中加入待检淋巴细胞悬液 1µl,室温(20~25℃)静置 30~40min。

(2) 每孔加入兔补体 5µl,室温(20~25℃)静置 60~70min。

(3) 每孔加入 5% 伊红 2µl,室温(20~25℃)静置 10min。

(4) 每孔加入 10% 甲醛溶液 8µl,以固定反应结果。

(5) 在倒置相差显微镜下观察记录每孔中死亡细胞(着色细胞)数,并计算百分数。

3. 结果分析

(1) 判断标准:死亡细胞体积稍大,着红色,无折光性。活细胞大小正常,未着色,较透亮。

(2) 结果判读:着色细胞 <10% 为阴性、11%~20% 为可疑阴性、21%~40% 为可疑阳性、41%~80% 为阳性、>81% 为强阳性。

【注意事项】

1. HLA 抗原抗体标准血清　①HLA 抗血清最好使用单克隆抗血清,避免交叉反应;②抗体效价适宜,抗体效价低时,反应结果判断困难易导致抗原鉴定错误,效价过高则易产生假阳性;③HLA 抗体血清存在剂量效应、协同效应和交叉反应,可干扰试验结果,影响重复性。

2. 淋巴细胞　①分离出的淋巴细胞必须具有高度活性和纯度。淋巴细胞活性降低易导致假阳性;分离过程中红细胞污染严重时可导致结果判断困难,常用 8.3g/L 氯化铵破坏红细胞。②淋巴细胞分离后应调整至适当浓度,一般为 (2~4)×10⁶/ml,以确保抗原抗体反应的最佳比例,淋巴细胞数太少易导致假阳性;反之,则易导致假阴性。③病理状态下,淋巴细胞 HLA 抗原可表达异常(可增加或降低),导致 HLA 分型错误。此外,个体携带无效等位基因时,虽有相应基因序列,但不表达抗原。

3. 孵育时间和温度　孵育时间过长可能使某些 HLA 抗血清呈现弱交叉反应或某些抗体反应强度增加,呈假阳性;孵育时间不足,可使抗原抗体反应结合不足,导致假阴性结果。抗原抗体反应的最适温度为 20~25℃。

4. 补体　试验前应对补体行预实验,寻找最佳补体用量及反应时间。补体活性偏高,可误杀死淋巴细胞导致假阳性反应结果;反之,不能有效杀死淋巴细胞导致假阴性结果。

5. 染色和固定　试验前应对染液行预实验,观察其染色效果及染色时间。染色时必须配合使用甲醛固定,甲醛能使活细胞具有更大折光性,更易与死亡细胞相区别。

6. 严格设置阳性和阴性对照试验　要求阳性对照死亡细胞>80%,阴性对照死亡细胞<2%。

二、酶联免疫吸附试验

【实验原理】

酶联免疫吸附试验(enzyme linked immunoadsorbent assay,ELISA)的基本原理为:以纯化的 HLA-B27 抗体包被微孔板,制成固相抗体,向包被单抗的微孔中依次加入 HLA-B27、酶标记的 HLA-B27 抗体,形成抗体-抗原-酶标抗体复合物,经彻底洗涤后加底物显色,其颜色深浅与样本中 HLA-B27 浓度呈正相关。

【主要器材】

普通离心机、微量移液器、酶标仪、恒温水浴箱。

【主要试剂】

HLA-B27 免疫分析微孔板、酶标试剂(抗 HLA-B27-HRPO)、样品稀释液、显色剂(TMB)、阴性和阳性对照品、反应终止液、清洗液。

【实验标本】

EDTA-K_2 抗凝或枸橼酸盐抗凝全血 2ml。

【操作步骤】

严格按说明书操作。

将待检血清、阴性对照和阳性对照分别加至准备好的 HLA-B27 免疫分析微孔中,除空白孔外,在待检标本孔、阴性对照孔、阳性对照孔分别加抗 HLA-B27-HRPO 试剂,轻振使其充分混合,37℃孵育 30min;每孔用清洗液清洗,拍干,重复 4 次,然后每孔中加入显色液振荡混匀,37℃避光静置显色 15min;加终止液,用酶标仪读取结果。

【注意事项】

1. 试剂使用后,须尽快放回冰箱保存。

2. 清洗液与呈色液随用随配,不能提前配制或使用之前的存品。可使用水浴加温助溶,避免结晶形成。

3. 假如混合呈色液或置于容器时即显色,表明存在污染,需重新配制呈色液或更换干净器具。

4. 加样应使用微量移液器,一次加样最好控制在 5min 内,若标本数量多,推荐使用排枪加样。

5. 试验过程应严格设置阴性对照试验、阳性对照试验,或用标准品做标准曲线。

【方法学评价】

血清学方法可检测 HLA-Ⅰ类和 HLA-Ⅱ类抗原。用于检测 HLA-Ⅰ类抗原时相对便捷,而检测 HLA-Ⅱ类抗原时难度相对较大,主要原因:① HLA-Ⅱ类在未激活的 T 淋巴细胞上不表达,需分离纯化 B 淋巴细胞;② HLA-Ⅱ类抗原多态性由双等位基因构成,很难准确判定相应等位基因产物的抗原特异性。

微量淋巴细胞毒试验敏感性高,重复性好,易于掌握。无需特殊的仪器设备,便捷、经济、实用,目前仍是许多实验室常用的分型技术。ELISA 虽然可以准确测定血浆中 HLA 含量,但操作步骤繁多,耗时长,影响因素较多。血浆等体液中含 HLA 较少,影响其检出率。

HLA 分型方法虽然经典,但有以下不足:①淋巴细胞获得较困难,不易保存;② HLA 抗血清存在交叉反应、弱反应及额外反应等。故导致血清学分型错误率较高。目前血清学方法正逐渐被基因诊断技术所取代。此外,人群中部分 HLA 等位基因存在不表达的情况,因此在检测过程中出现血清学方法和基因分型不一致时,应考虑到可能存在无效等位基因。

【思考题】

为确保微量淋巴细胞毒试验的准确性,应注意哪些方面?

(刘 文 　吴新忠)

实验二十三　细胞学分型方法

通过血清学方法可检测 HLA-A、B、C、DR、DQ 位点上的抗原,称为 SD 抗原,包括 HLA-A、HLA-B、HLA-C、HLA-DR、HLA-DQ 抗原;而利用细胞学分型方法鉴定 HLA-D 位点上的抗原则称为 LD 抗原,包括 HLA-D、HLA-DP 抗原。HLA 细胞学分型技术就是对 HLA-D 抗原特异性进行分型。

以下主要以混合淋巴细胞培养为主进行说明。

【实验目的】

1. 掌握混合淋巴细胞培养的概念和原理。
2. 熟悉混合淋巴细胞培养的临床意义。
3. 了解混合淋巴细胞培养的实验操作过程。

【实验原理】

混合淋巴细胞培养(mixed lymphocyte culture,MLC)它是一种测定受体和供体主要组织相容性抗原(HLA 抗原)相容程度的试验方法。它是将两个无关个体功能正常的淋巴细胞在体外混合培养时,由于 HLA- Ⅱ类抗原不同,可相互刺激对方的 T 细胞发生增殖、转化,即双方的淋巴细胞既是刺激细胞又是反应细胞,此为双向混合淋巴细胞培养;若将其中一方的淋巴细胞先用丝裂霉素 C 处理或用 X 射线照射使细胞中 DNA 失去复制能力,但其仍能刺激另一方淋巴细胞发生增殖、转化,则称为单向混合淋巴细胞培养。转化率越高,表明两个体间 HLA 抗原差异程度越大,移植成活率越低,可通过细胞数量、形态检查或 ^{3}H 标记的胸腺嘧啶核苷(^{3}H-TdR)掺入率来检测反应细胞的增殖水平。

【主要器材】

CO_2 培养箱、恒温水浴箱、离心机、生物显微镜、^{3}H-TdR 闪烁计数仪等(掺入法采用)、微量移液器。

【主要试剂】

PBS、1640 培养液、自身或 AB 血型人血清代替小牛血清、丝裂霉素、吉姆萨染液、聚蔗糖-泛影葡胺(ficoll 淋巴细胞分离液)。

【实验标本】

供血者肝素抗凝血 1 份、献血者肝素抗凝血 1 份。

【操作步骤】(严格按照试剂盒说明书操作)

1. 淋巴细胞分离

(1)取供、受体静脉血各 5ml 加入等量的 PBS 稀释。

(2)向抗凝稀释血液中缓慢加入 5ml ficoll 淋巴细胞分离液,$1\,000 \times g$ 离心 20min。

(3)离心后小心吸取富含淋巴细胞的白膜层,加入 5ml PBS 洗涤($1\,000 \times g$ 离心 10min),弃上清,重复 3 次。

(4)终沉淀重悬于 1640 培养液,调整细胞数为 2×10^6/ml。

2. 形态法

(1)用上述方法分离好供体和受体淋巴细胞备用。

(2)用丝裂霉素处理供体淋巴细胞,细胞数为 2×10^6/ml,加丝裂霉素 25μg,37℃孵育 30min 后,用细胞培养液洗 3 次,细胞数配成 2×10^6ml。

(3)分组:单双向混合淋巴细胞培养分组见表 23-1。

表 23-1　单双向混合淋巴细胞培养分组

	双向 MLC	单向 MLC
反应管	1ml 供体细胞 +1ml 受体细胞 +4ml 培养液	1ml 受体细胞 +1ml 丝裂霉素处理的供体细胞 +4ml 培养液
对照管	① 1ml 供体细胞 +4ml 培养液 ② 1ml 受体细胞 +4ml 培养液	1ml 受体细胞 +4ml 培养液

(4)培养　将上述各组置于 37℃、5%CO_2 环境中培养 5d,每天摇动培养瓶 1~2 次。培养结束后各组培养液移入离心管中经 $250 \times g$ 离心 10min。

(5)弃上清,吸取白细胞沉积物涂片,吹干后吉姆萨染色。吹干。

3. ^{3}H-TdR 掺入法　在培养终止前 16~24h 加 ^{3}H-TdR,将细胞收集于滤膜上,洗涤去掉游离 ^{3}H-TdR,置于液体闪烁仪进行每分钟计数(counts per minute,cpm),求刺激指数(SI)。

4. 结果判断

(1)形态法:油镜下计数 300~500 个淋巴细胞率,观察母细胞转化率。母细胞转化率<5%,表明供体受体细胞间组织相容性抗原差异小,可以移植。

(2)SI 计算:

$$双向(SI) = \frac{反应管\,cpm \times 2}{对照管\,cpm\,总和}$$

$$单向(SI) = \frac{反应管\,cpm}{对照管\,cpm}$$

单向培养,当 SI<2 时,表示供、受体的 LD 抗原相同。

【注意事项】

1. 设立对照的目的在于检查培养液中有无非特异性刺激母细胞转化的物质。双向培养中反应管内两种细胞都有应答能力，可以互为刺激细胞和反应细胞，结果是两种细胞的反应之和。只反映两种细胞间 LD 抗原的差异，不能做分型。

2. 单向培养将供体细胞处理成刺激细胞，其抗原性保持不变，但反应性消失，结果是受体细胞的反应，可用于 HLA-D 和 DP 位点的分型试验。

3. 细胞培养液中所用 AB 血型人血清，应 1 000 ×g 离心 30min，再经数层玻璃纤维纸过滤，以减少非特异的刺激作用。

【临床意义】

用于器官移植前的组织配型，以测定受体和供体主要组织相容性抗原（HLA 抗原）相容的程度。现在已逐渐被 HLA 分子生物学分型取代。

【思考题】

HLA 细胞分型有何优缺点？

（陈 宇　吴新忠）

实验二十四　HLA 分子生物学分型方法

HLA 基因分型技术应用广泛,主要有:①以 PCR 为基础的分子生物学方法,包括 PCR-SSP、PCR-SSOP、PCR-RFLP。②以测序为基础的分子生物学方法,包括直接测序法 (sequencing based typing,SBT)、单核苷酸多态性(single nucleotide polymorphisms,SNP)等。③其他分型方法,如流式分析技术、脉冲等电电泳及基于芯片分型等。目前国内大多数实验室 HLA 分型采用基因分型技术。

以下主要以 HLA 分子生物学分型方法(PCR-SSP 法)进行说明。

【实验目的】

1. 掌握 HLA 分子生物学分型方法(PCR-SSP 法)的原理。
2. 熟悉 HLA 分子生物学分型方法(PCR-SSP 法)的临床意义。
3. 了解 HLA 分子生物学分型方法(PCR-SSP 法)的操作过程。

【实验原理】

PCR 序列特异性引物(sequence specific primer,SSP)法是使用能够特异识别特定等位基因的引物,通过 PCR 扩增检测序列多态性的方法,也称作等位基因特异性引物 PCR 法。本实验是应用 PCR-SSP 法检测 HLA 基因型。根据决定某等位基因的碱基性质,设计 3′ 端第一个碱基分别与各等位基因的特异性碱基相匹配的序列特异性引物。在 PCR 反应过程中,只有引物 3′ 端第一个碱基与决定特定等位基因的碱基互补时才能实现 DNA 片段的完全复制,因此可根据 PCR 产物的有无进行等位基因的分型。

【主要器材】

PCR 扩增仪、电泳仪、电泳槽、水浴箱、凝胶成像仪。

【主要试剂】

溴化乙锭、电极缓冲液(TAE),血液 DNA 提取试剂盒(红细胞裂解液、白细胞裂解液、蛋白沉淀液、异丙醇、75% 乙醇、DNA 溶解液),HLA 基因分型试剂盒(含有 PCR 引物混合物的 96 孔板)。

【实验标本】

EDTA-K$_2$ 抗凝血 2ml。

【操作步骤】(严格按照试剂盒说明书操作)

1. 提取全血基因组 DNA

(1)处理样品:在 1ml 抗凝血液中加入 3 倍体积的红细胞裂解液,充分颠倒混匀,16 000×g 离心 1min,去上清,加入 2 倍体积的红细胞裂解液,充分混匀,离心,弃上清,沉淀为白细胞。

(2)向沉淀中加 500μl 白细胞裂解液,振荡混匀。65℃水浴 10~20min,直至溶液较为清澈看不见明显细胞为止。

(3)加入 500μl 蛋白沉淀液,充分颠倒混匀,65℃水浴 5min,16 000×g 离心 5min,取上清(不要吸到下层沉淀或漂浮不溶物),转移到干净离心管中。

(4)在上清中加入 1ml 异丙醇,混匀。16 000×g 离心 5min,可见管底有少量白色 DNA 沉淀,弃上清。

(5)向离心管中加入 1ml 75% 乙醇,16 000×g 离心 5min,弃上清。

(6)室温或 50℃温箱放置数分钟,待干。

(7)向离心管中加入 100~300μl DNA 溶解液,室温或 50~60℃水浴加热 5min 溶解 DNA。

2. PCR 扩增(严格按照试剂盒说明书操作)

(1)反应体系:840μl 去离子水 +102μl 缓冲液 +130μl DNA+8.2μl Taq 酶充分混匀,加入含有 PCR 引物混合物的 96 孔板中,每孔 10μl。用膜封好后在 PCR 扩增仪扩增。

(2)PCR 反应条件见表 24-1。

表 24-1　PCR 反应条件

反应条件	循环数
96℃ /5min	1 个循环
96℃ /20s	5 个循环
68℃ /60s	
96℃ /20s	10 个循环
65℃ /50s	
72℃ /45s	
96℃ /20s	15 个循环
62℃ /50s	
72℃ /45s	
72℃ /5min	1 个循环
4℃保存	

3. PCR扩增产物的检测

(1)用琼脂糖配成2%的溶液,加热溶解。待琼脂糖冷到60℃(不烫手)时加入溴化乙锭,制成胶板。

(2)待完全凝固后拔梳子加入TAE,将扩增好的PCR产物加入相应的孔中。

(3)电压120V,电泳10~15min。在紫外凝胶成像仪上观察结果。

4. 结果判断

除内参带外,出现另外一条带就是阳性。未出现就是阴性。

【注意事项】

1. PCR-SSP技术的原理是基于引物序列与基因组(模板)DNA的严格互补结合,因此使用的Taq多聚酶应该无3'-5'外切酶活性,否则外切酶的作用可能修正错配的引物-模板复合物,导致错配延伸,出现假阳性结果。

2. 由于每一种HLA等位基因均需要一对SSP扩增,因此对每一个样本进行HLA分型时,均需要进行多个扩增,扩增的数目取决于检测HLA等位基因的数目。采用扩增管进行HLA分型时特别注意每一扩增管中SSP的特异性,应作好标记,避免出现混乱,使分型结果错误。除使用微量扩增管之外,还可以使用96孔的PCR扩增板,较扩增管方便。

3. PCR扩增的特异性取决于引物序列和扩增条件,引物设计要避免假基因共扩增的可能。

4. 由于PCR-SSP技术对污染的DNA较为敏感,注意加样时使用带有滤膜的吸头;在吸取含有不同SSP和基因组DNA的溶液后,一定要更换吸头;用微量移液器吸取或混匀溶液时避免产生气泡,以免产生DNA气溶胶,造成污染。

5. HLA-Ⅰ类基因分型时,需要较长的基因组DNA链(约250kb)作为模板,因为HLA-Ⅰ类基因SSP进行互补结合的DNA序列位于第1~4外显子。在基因组DNA提取时应注意。

6. PCR-SSP分型方法的条件应根据实际情况作适当的调整。

7. 胶电泳时使用的DNA染料(溴化乙锭)是致突变剂,操作时应戴手套口罩,在生物安全柜内操作,废液或废物应妥善处理。

【方法学评价】

1. 血清学分型敏感性高,重复性好,但是有些时间缺乏某些抗原的抗血清,而且共同抗原易产生交叉反应。

2. 细胞学分型方法细胞来源困难、操作繁琐、试验流程长,不适合常规检测,故该分型技术已逐渐被淘汰。

3. HLA基因分型法与血清学及细胞学分型方法比较,具有分辨率高、错误率少、样本需要量少、样本可长期保存、分型试剂可大量制备且来源不受限制,试验结果具有精确、可靠、重复性好等优点。

4. SBT分型是WHO推荐的HLA基因分型的"金指标",临床上SBT常用于HLA高分辨分型,SSP常用于HLA低分辨分型。

【临床意义】

HLA-Ⅰ类、HLA-Ⅱ类抗原与器官移植排斥反应有密切的关系。HLA 分型除了常用于器官移植前的组织配型,还可以检测与 HLA 基因相关的疾病,如 HLA-B27 与强直性脊柱炎相关。

【思考题】

HLA 基因的分子生物学检测有何优缺点?

(陈 宇　吴新忠)

实验二十五　群体反应性抗体测定

群体反应性抗体（panel reactive antibodies，PRA）是指一组特定反应性抗 HLA-IgG 抗体，是各种组织器官移植术前筛选致敏受者的重要指标，可判断器官移植时受体血清致敏程度。高 PRA 的受者血清可与多个 HLA 抗原位点发生反应，易产生超急性排斥反应。

一、淋巴细胞毒交叉配合试验

【实验目的】

1. 掌握淋巴细胞毒交叉配合试验的原理。
2. 熟悉淋巴细胞毒交叉配合试验的临床意义及方法学评价。
3. 了解淋巴细胞毒交叉配合试验的操作过程。

【实验原理】

淋巴细胞毒交叉配合试验也称补体依赖的淋巴细胞毒试验，是受体的血清与供体的淋巴细胞之间的配合试验，是临床移植前必须检查的项目。此试验是将受者血清与供者淋巴细胞混合，若受者血清中存在的抗体能识别供者淋巴细胞相应的 HLA 抗原，即可形成抗原抗体复合物，在补体的参与下，导致淋巴细胞膜损伤或细胞死亡；若受者血清中无 HLA 抗体或 HLA 抗体不能识别供者淋巴细胞表面相应 HLA 抗原，则不发生抗原抗体反应，供者的淋巴细胞不受攻击而处于存活状态。通过染色，根据着色的细胞数目，估计淋巴细胞膜受损程度。

【主要器材】

倒置相差显微镜、显微镜、微量移液器、离心机、滴管、试管等。

【主要试剂】

微量反应板（Terasaki 板）、淋巴细胞分离液、兔补体、2% 台盼蓝或 5% 伊红、生理盐水、10% 甲醛溶液、1640 培养液、pH 7.2 磷酸盐缓冲液（PBS）、抗淋巴细胞血清、矿物油。

【实验标本】

肝素抗凝全血(供者);不加抗凝剂全血制备血清(受者)。

【操作步骤】(严格按照试剂盒说明书操作)

1. 分离淋巴细胞 参见"细胞学分型方法"章节。

2. 抗体测定 将受者血清及等量的供者淋巴细胞加至分析微孔或试管中,37℃孵育30min,加入5倍于受者血清的兔补体,37℃孵育60min,用伊红或台盼蓝染色,甲醛固定后,显微镜下观察结果。阳性对照用抗淋巴细胞血清代替受者血清,阴性对照用生理盐水代替受者血清。

3. 判断结果

(1)微量板法:在倒置相差显微镜下观察,被染色细胞为死亡细胞,无折光,细胞肿胀;活细胞具有很强的折光能力,呈明亮状。计算着色细胞(即死亡细胞)的百分率,以判断细胞毒强度。

(2)试管法:从试管中取样,充入血细胞计数板内,用普通显微镜高倍镜计数200个淋巴细胞。临床将死亡细胞百分率<10%作为阴性标准,死亡细胞百分率>10%则为移植禁忌。

【注意事项】

1. 被检血清方面

(1)血清中有纤维蛋白、脂肪、细菌以及其他杂质颗粒,可对结果带来影响。细菌污染严重时,可杀死淋巴细胞导致假阳性。

(2)被检血清活力下降导致假阴性。

2. 淋巴细胞方面

(1)淋巴细胞活力下降易产生假阳性反应,因此样本在携带过程中或分离过程中,应注意保持适当的pH、温度以及离心力等以避免淋巴细胞膜受到损伤。

(2)淋巴细胞悬液污染:①血细胞(红细胞、粒细胞和血小板)污染时,可消耗补体干扰试验。②红细胞、血小板污染可影响结果观察、干扰计数。被粒细胞污染时,粒细胞可与补体作用死亡而产生假阳性,严重干扰结果。

(3)其他因素:淋巴细胞数量、T细胞和B细胞的比例及细胞毒冷抗体、温抗体等原因都会对结果带来影响。

3. 孵育时间 交叉配型时,要求有最大的敏感性,可延长孵育的时间。

4. 培养温度 淋巴细胞和抗体相互作用,25℃比37℃更敏感,但不能低于15℃,以免出现细胞毒冷抗体的干扰。

5. 补体活性和用量 补体应避免受热或反复冻融。在细胞毒试验中,补体量应严格控制在国际公认的5U。

6. 严格设置阳性和阴性对照试验:试管法中阳性对照死亡细胞率>90%,阴性对照死亡细胞率<2%时,表明试验结果可靠。

【临床意义】

淋巴细胞毒交叉配合试验死亡细胞百分率<10%或为阴性才能施行肾移植。无论 HLA-Ⅰ类还是 HLA-Ⅱ类抗原引起的淋巴细胞死亡，只要死亡细胞百分率>10%，就说明其血清内已产生抗淋巴细胞抗体，器官移植术后将可能发生超急性排斥反应。应用纯化的 T 细胞和 B 细胞可使方法更加特异。

【思考题】

淋巴细胞毒交叉配合试验时为什么血清不能反复冻融？

二、酶联免疫吸附试验

【实验目的】

1. 掌握酶联免疫吸附试验（ELISA）测定 PRA 的原理。
2. 熟悉 ELISA 测定 PRA 的临床意义及方法学评价。
3. 了解 ELISA 测定 PRA 的操作过程。

【实验原理】

根据试剂的不同分为下列两种：①将抗 HLA-Ⅰ类（或Ⅱ类）单克隆抗体直接包被在酶联检测板孔上并捕获可溶性 HLA 抗原制成 ELISA 试剂板，当样本中存在抗 HLA-IgG 抗体时，发生抗原抗体特异性结合，加入抗人 IgG 酶联试剂，发生酶显色反应，从而检出是否存在抗 HLA-IgG 抗体。②将纯化的可溶性 HLA-Ⅰ类（或Ⅱ类）抗原直接包被在 ELISA 试剂板上，加待检血清，若待检血清中存在 HLA 抗体，则在相应的孔内发生抗原抗体反应，再加酶标二抗，经显色后测定其吸光度值来判断结果。

【主要器材】

微量移液器、酶标仪等。

【主要试剂】

含 HLA-Ⅰ、HLA-Ⅱ类抗原免疫分析微孔（Ⅰ类抗原 28 孔、Ⅱ类抗原 12 孔）、AP 标记的抗人 IgG、稀释液、阴性和阳性对照品、反应终止液、清洗液等。

【实验标本】

全血分离血清 2ml。

【操作步骤】（严格按照试剂盒说明书操作）

1. 将待检血清、阴性对照和阳性对照分别加至准备好的含 HLA-Ⅰ、HLA-Ⅱ类抗原免疫分析微孔中，室温孵育 60min；每孔用清洗液清洗、拍干，重复 4 次；每孔中加磷酸酯酶（AP

酶)酶联抗体后,室温孵育 40min;洗板 4 次;加酶作用底物避光 10~15min,加终止液,用酶标仪读取结果。

2. 结果判断

(1)样本孔吸光度值 / 阴性对照孔吸光度值 ≥ 2.1 时为阳性。

(2)计算阳性率:HLA-Ⅰ抗体的阳性率 =(Ⅰ抗体阳性孔 /28)×100%,HLA-Ⅱ抗体的阳性率 =(Ⅱ抗体阳性孔 /12)×100%

【注意事项】

同上述"淋巴细胞毒交叉配合试验"。

【方法学评价】

1. ELISA 测定 PRA 敏感性强,检出的抗体类型广,温抗体、冷抗体以及一些非 HLA 抗体都可以检出。但此法受实验条件和操作影响大,容易出现假阳性。

2. 淋巴细胞毒交叉配合试验要在补体的参与下才能完成其反应,在室温下不能与冷抗体反应。此法对抗体的数量和强度有一定要求,敏感性没有 ELISA 高,但是试验过程更接近移植者体内的情况。

【临床意义】

器官移植术前测定群体反应性抗体 PRA,可以对患者体内预存抗体水平及抗体特异性进行判断,对预防术后超急性排斥反应发生、术后的免疫抑制治疗方案的调整及移植物存活质量有着非常重要的临床意义。群体反应性抗体 PRA 阳性率<10% 为阴性;10% ≤ PRA 阳性率<50% 为低致敏;PRA 阳性率 ≥ 50% 为高致敏。

【思考题】

ELISA 测定 PRA 的局限性是什么?

(陈　宇　　陈秉宇)

实验二十六　红细胞的制备

红细胞的制品是临床上常用的一种血液制剂,能快速地补充红细胞,纠正贫血,改善组织氧气供应。同时,在制备过程中去除了大部分的白细胞和血浆,增加了输血的安全性。

【实验目的】

1. 掌握悬浮红细胞、洗涤红细胞、冰冻与解冻去甘油红细胞制备的操作过程及保存方法。

2. 了解悬浮红细胞、洗涤红细胞、冰冻与解冻去甘油红细胞的基本概念。

一、悬浮红细胞的制备

【实验原理】

根据全血中各种组成成分的比重不同,选择合适的离心力和离心时间,将不同的血液组分分层悬浮,然后进行手工分离,分离出大部分的血浆后,在剩余的红细胞中添加一定量的红细胞添加剂制成红细胞成分血。

【主要器材】

天平、大容量温控离心机、分浆夹、高频热合机、止血钳、剪刀、标签等。

【主要试剂】

红细胞添加剂。

【实验标本】

新鲜采集的三联袋全血 200ml。

【操作步骤】

1. 把有红细胞添加剂的三联采血袋标记为 1 号袋。

2. 按照无菌采血操作规程,在三联采血袋中采集健康成人新鲜全血 200ml,标记为主袋。

3. 用高频热合机热合采血管,拔下采血针头。

4. 将三联采血袋竖直放入离心杯中,对侧反应杯中用相同血袋或水袋,用天平配平,对称放入离心机中,盖好离心机盖。

5. 设置温度 10℃,3 000 × g 离心 10min。

6. 离心结束后,小心取出血袋,观察血液分层情况,直立放入分浆夹中,用止血钳夹闭 1 号袋,将大部分血浆导入空转移袋,标记为 2 号袋,热合分离管。

7. 将 1 号袋中的红细胞添加剂导入到主袋中,热合丢弃添加剂袋,主袋内浓缩红细胞与添加剂充分混匀,即为悬浮红细胞。

8. 贴上标签,核对献血者信息,登记入库。

9. 结果分析　悬浮红细胞包含了全血中几乎所有的红细胞及一定量的白细胞、血小板和少量的血浆,可以减少血浆引起的不良反应。悬浮红细胞中加入了保存液,对细胞起到保护作用,同时使红细胞稀释,输注更流畅。悬浮红细胞在(4 ± 2)℃下,ACD 保存液保存期为 21d。

【注意事项】

1. 三联采血袋要无破损、无渗漏、无污染,添加剂无变色,处于有效期内。

2. 大容量温控离心机在高速离心时会产生很大的离心力,对称离心杯中的内容物必须用天平配平,防止离心机旋转器断轴。

3. 血袋离心后肉眼观察应无溶血、无黄疸、无气泡、无重度乳糜现象。

4. 血液成分分离时尽可能地限制其他血液成分混入,尤其是白细胞和血浆的混入量。

5. 血袋实际容量允许误差在标示量的 ± 10% 之内。

6. 加入红细胞添加剂后的悬浮红细胞应充分混匀,血细胞比容应为 0.50~0.65。

7. 制备好的悬浮红细胞要贴好标签,放入贮血冰箱,在(4 ± 2)℃条件下保存。

【临床意义】

悬浮红细胞也称红细胞悬液、添加剂红细胞,是临床应用最广泛的血细胞制剂,适用于贫血和急性失血患者的救治,提高组织供氧。

二、洗涤红细胞的制备

【实验原理】

基本原理同悬浮红细胞制备,根据各血液成分比重不同,在无菌的条件下将采集的全血离心分离出血浆,向红细胞内加入无菌生理盐水混匀,再离心去除大部分的非红细胞成分,如此反复 3 次,最后加入适量的生理盐水使红细胞悬浮即为洗涤红细胞。洗涤红细胞应达到以下要求:血浆清除率 ≥ 98%,白细胞清除率 ≥ 80%,红细胞回收率 ≥ 70%。

【主要器材】

大容量温控离心机、高频热合机、百级超净台、止血钳、分浆夹、采血秤等。

【主要试剂】

无菌生理盐水。

【实验标本】

新鲜采集的全血或悬浮红细胞 200ml。

【操作步骤】

1. 用三联采血袋采集全血 200ml。

2. 大容量温控离心机设置温度为 10℃，3 000×g 离心 10min。

3. 用分浆夹分离大部分血浆至空袋内，热合各袋的封口，制备出浓缩红细胞。

4. 将浓缩红细胞袋放置采血秤上，用红细胞洗涤器向浓缩红细胞血袋中缓慢加入等量的生理盐水，采血秤摇摆混匀。

5. 取下血袋热合，大容量温控离心机设置温度为 10℃，3 000×g 离心 10min。

6. 分浆夹分离，将洗涤液和白膜层尽量挤入废液袋中。

7. 反复洗涤 3 次，最后一次挤出洗涤液和白膜层后，注入约等于红细胞 1/2 体积的生理盐水制成洗涤红细胞。

8. 结果分析 洗涤红细胞包含全血中大部分的红细胞，去除了 80%~90% 的白细胞和 99% 以上的血浆，1U 全血或悬浮红细胞制备洗涤红细胞容量为 (125 ± 12.5) ml。

【注意事项】

1. 血袋离心后肉眼观察应无溶血、无黄疸、无气泡、无重度乳糜现象。

2. 红细胞洗涤 3 次后，1U 全血或悬浮红细胞制的洗涤红细胞容量为 (125 ± 12.5) ml，2U 全血或悬浮红细胞制备的洗涤红细胞容量为 (250 ± 25) ml。

3. 制备好的洗涤红细胞要充分混匀。

4. 由于洗涤的方法和条件不同，对洗涤红细胞保存液不同，开放系统中制备洗涤红细胞，破坏原血袋的无菌环境，操作中可能污染，应放置在 (4 ± 2) ℃的贮血冰箱内保存，最好在 6h 内使用，一般不能超过 24h。

【临床意义】

洗涤红细胞是临床常用的成分输血制品，由于去除了大部分血浆和白细胞，降低了输血不良反应的发生率。

主要适应证（或临床应用）：

1. 对血浆蛋白过敏的患者 输注全血或血浆后发生过敏反应，如荨麻疹、血管神经性水肿、过敏性休克等需要输血的患者。

2. 多次输血患者 由于反复输血，机体产生了白细胞抗体，输血后会引起输血发热反应的患者,反复输血机体还会产生血小板抗体,导致血小板输注无效的患者。

3. 重度免疫缺陷性疾病需要输血的患者。

4. 严重的肝、肾功能不全及高钾血症需要输血的患者。

5. 自身免疫性溶血性贫血和阵发性睡眠性血红蛋白尿需要输血的患者。

三、冰冻与解冻去甘油红细胞的制备

【实验原理】

红细胞在低温条件下代谢速度降低,当温度达到一定值时,红细胞代谢活动可完全停止,达到长期保存红细胞的目的。向血液中加入防冻剂(临床常用甘油),防止在低温条件下,红细胞周围形成冰晶,使红细胞膜和红细胞内部结构破坏,导致溶血现象发生。需要时,将冷冻红细胞放入40℃水浴中融化,缓慢摇动,直至全部溶解,用高浓度氯化钠、羟乙基淀粉溶液和生理盐水梯度浓度洗涤法,去除全部的红细胞防冻剂和游离的血红蛋白,最后向红细胞中加入适量生理盐水,制成悬浮红细胞。

【主要器材】

大容量温控离心机、高频热合机、百级超净台、止血钳、分浆夹、采血秤等。

【主要试剂】

甘油、无菌生理盐水、高浓度氯化钠溶液、羟乙基淀粉。

【实验标本】

全血或悬浮红细胞 200ml。

【操作步骤】

1. 红细胞甘油化冰冻保存

(1)取拟冰冻保存的全血或悬浮红细胞 200ml,在无菌条件下制备成压积红细胞。

(2)在无菌接合技术条件下,将压积红细胞转入可低温保存的转移袋内。

(3)在无菌条件下,向红细胞袋内缓慢加入甘油,边加边振荡,使其充分混匀。

(4)在室温下平衡 30min 后,将红细胞放入 -65℃以下的冰箱中保存。

2. 冰冻红细胞解冻去甘油化

(1)取出冰冻红细胞放入 40℃水浴中,轻轻振荡使其快速融化,直至完全解冻。

(2)用高浓度氯化钠溶液、羟乙基淀粉溶液和生理盐水进行渗透压梯度递减方法洗涤。

(3)向解冻红细胞内加入适量生理盐水混匀,大容量温控离心机设置温度 10℃,3 000×g 离心 10min。

(4)用分浆夹尽可能分离洗涤液及白膜层,重复 3 次。

(5)最后一次,向红细胞内注入约红细胞体积 1/2 量的生理盐水或红细胞添加剂,制备成红细胞悬液备用。

(6)结果分析:冷冻红细胞保存期长,最长可保存 10 年以上,解冻洗涤后与液体保存红细胞相近,质量可靠,适用于稀有血型患者的输血。解冻洗涤去甘油的红细胞悬液保存在 (4 ± 2) ℃的贮血冰箱内,最好在 6h 内输注,最长保存期不得超过 24h。

【注意事项】

1. 拟冰冻保存的红细胞最好在血液采集后 6d 内进行,最好按照 1U 红细胞进行冰冻。

2. 冰冻保存的全血或红细胞悬液应无溶血、无黄疸、无气泡、无重度乳糜现象。

3. 冰冻红细胞添加甘油时应先慢后快,先按照 10ml/min 的速度加复方甘油 100ml,再按照 20ml/min 的速度加入复方甘油 60ml。

4. 复方甘油与红细胞要充分混匀。

5. 制备好的冰冻红细胞要贴好标签,做好记录,确保解冻时候不会拿错。

6. 解冻后的红细胞甘油含量 ≤ 10g/L,游离血红蛋白(Hb)含量 ≤ 1g/L,体外溶血实验 ≤ 50%。

7. 冰冻红细胞解冻去甘油化时破坏原袋的密闭系统,操作过程中可能被污染,应放在 (4 ± 2) ℃的贮血冰箱中,最好在 6h 内使用,保存时间不得超过 24h。

【临床意义】

冰冻与解冻去甘油红细胞主要用于稀有血型患者输血和自体血液长期贮存。

【思考题】

1. 简述悬浮红细胞制剂的制备过程。

2. 为什么说洗涤红细胞是比较安全的红细胞制剂?

3. 简述冰冻与解冻去甘油红细胞制剂在临床上的应用。

(董丽刚   刘棋枫)

实验二十七　浓缩血小板的制备

浓缩血小板（platelet concentrates，PC）：采集后置于室温保存和运输的全血在采集后 6h 内，或采集后置于 20~24℃保存和运输的全血在采集后 24h 内，在室温条件下将血小板分离出来，并悬浮于一定量血浆内的成分血。

【实验原理】

全血中血小板的比重为 1.03~1.04g/ml，血浆比重为 1.025~1.030g/ml。利用二次离心法先将富含血小板的血浆从全血中分离出来，再次通过重离心使血小板和血浆分离，即可制得浓缩血小板。

【主要器材】

大型温控离心机、采血秤、止血钳、天平等。

【实验标本】

新鲜采集 400ml 全血一袋。

【操作步骤】

1. 四联塑料血袋采集全血，首先按新鲜血浆制备方法（轻离心，700 ×g 离心 10min）制备富含血小板血浆。

2. 将富含血小板血浆以 3 000 ×g 离心 20min，温度控制在 20~24℃，血小板将下沉于底部形成沉淀。

3. 分离上层少血小板血浆并导入转移袋内，留下 20~30ml 血浆溶解血小板。

4. 热合封闭各袋，下层转移袋中即为浓缩血小板，同时还得到 1 袋血浆。

5. 将血小板袋室温静置 1~2h，待自然解聚后轻轻混匀，制成浓缩血小板混悬液。

6. 结果分析　肉眼观察呈黄色云雾状液，无蛋白析出、气泡或重度乳糜等情况，200ml 全血分离的容量为 25~38ml，血小板含量 ≥2 × 10^10。

【方法学评价】

本实验介绍了富含血小板血浆二次分离方法,从全血制备浓缩血小板;此外还有白膜法二次离心制备浓缩血小板。

【临床意义】

大量出血患者,在大量输注悬浮红细胞的同时,补充浓缩血小板可减少出血,预防凝血功能紊乱。

【注意事项】

1. 采血过程要顺利,无凝块。

2. 从全血采出到制备全过程,包括离心温度,最好均在 20~24℃环境中进行。即使不立即制备,也不能将全血放入冰箱。

3. 制备时动作一定要轻,避免较强的物理刺激导致血小板不可逆性聚集,影响制备和输注效果。

4. 影响血小板得率的关键是第一次离心条件,包括离心速度和时间。操作者可根据所使用离心机的性能,摸索、优化最佳离心条件。

5. 二次离心法可获得全血中 70% 以上的血小板,可于 20~24℃振荡保存 24h。

6. 由于两次离心制备的血小板聚集成团,必须先在 20~24℃环境下静置 1~2h,待其自然解聚后,再放入 20~24℃的血小板振荡器内保存。

7. 避免过多的白细胞、红细胞,特别是白细胞的污染,混入大量的红、白细胞可使血小板保存期间 pH 下降,使患者产生白细胞凝集素或 HLA 抗体,影响血小板治疗效果。

【思考题】

1. 富含血小板血浆与白膜法制备浓缩血小板各有哪些优缺点?

2. 何谓混合浓缩血小板?

3. 浓缩血小板制备中应注意哪些事项?

(彭永正   龚道元)

实验二十八　单采血小板的制备

单采血小板（apheresis platelets）：使用血细胞分离机在全封闭的条件下自动将符合要求的献血者血液中的血小板分离并悬浮于一定量血浆内的单采成分血。

【实验原理】

应用血细胞分离机进行血液成分分离时，血液采集和收集的动力分别由两个泵（全血ACD泵和血浆泵）控制。机器的关键部位是离心机，配备内外两套转子。双通道分离机工作期间，全血不间断地由采血端经全血泵进入离心机的分离槽，按不同血液成分的分离要求经不同的速度离心，分离出的血液成分进入收集槽中进一步纯化，所需要的单一成分存留在收集槽中，其他血液成分通过血浆泵的动力不停地经回输端回输给人体，直至单采成分完成。

单通路机型首先采集全血，达到一定量后开始分离，血小板留在收集袋中，其余成分经同一通路回输给献血者，完成一个循环后，再次采集血液并进行分离，一般需要 6 个循环实现一个治疗单位血小板的单采。

【主要器材】

血细胞单采机、单采一次性耗材、消毒物品、静脉穿刺针、三联采血袋。

【主要试剂】

抗凝剂、生理盐水、10% 葡萄糖酸钙及其他抢救药品。

【操作步骤】

1. 核对献血者姓名、编号、血型等。检查献血者静脉状况，选定最佳的穿刺静脉及部位。

2. 向献血者介绍单采的步骤并检查献血者的生命体征，如血压、脉搏、呼吸等。

3. 按说明书要求开机，安装配套的一次性耗材，连接抗凝剂、收集袋等，设置单采血小板成分的控制按键。

4. 按照机器要求用生理盐水或抗凝剂初始化管路，检查设备预运转情况。

5. 设备准备就绪后,对穿刺部位皮肤进行常规消毒,行静脉穿刺并固定。

6. 按要求开始单采,注意抗凝剂与全血的比例及血流速度,一般为 40~60ml/min。

7. 采集过程中注意观察献血者血压、脉搏、呼吸等生命体征,每 30min 测量 1 次。并做好记录。

8. 全血处理量一般为 3~5L。处理量达到预定值或因献血者不能耐受而停止采集时,应回输体外全部血液,拔针后用无菌纱布或棉球覆盖穿刺部位,胶布固定,压迫 10min。特别注意:保持穿刺部位干燥、清洁 24h。

9. 拆除一次性耗材,关闭设备,进行清洁后待用。

10. 将所得单采血小板静置 1~2h 后摇匀,粘贴标签,标明献血者姓名、编号、血型、采血日期、采血者,放入 20~24℃的血小板振荡器内保存。

【实验结果】

肉眼观察呈黄色云雾状液,无蛋白析出、气泡或重度乳糜等情况;保存期为 5d,容量为 250~300ml,血小板含量 $\geqslant 2.5 \times 10^{11}$/袋。

【方法学评价】

根据单采分离机型号的不同,制备单采成分有单针或双针法,分离制得的单采血小板的含量和红细胞、白细胞混入量也不一样,但是均必须达到国家标准。

【临床意义】

单采血小板广泛用于血小板减少和/或功能不全的内外科患者补充血小板治疗。

【注意事项】

1. 血液成分单采必须有经验丰富的医师在场,能够熟练操作和排除故障;采血护士应选择最佳静脉穿刺,保证单采期间静脉通畅。

2. 单采过程中严密监测献血者生命体征,注意献血者对抗凝剂的反应,若出现不适反应,应迅速让献血者口服 10% 葡萄糖酸钙。

3. 严格无菌操作,预防感染和污染。

4. 单采前应向献血者或其家属说明单采的目的、过程及可能出现的不良反应及意外,并签署知情同意书。

5. 单采应有详细的操作记录并存档。

【思考题】

1. 单采血小板操作中应注意哪些事项?
2. 简述血细胞单采机的工作原理。

(彭永正　龚道元)

实验二十九　新鲜冰冻血浆的制备

新鲜冰冻血浆指全血采集后 6h（保养液为 ACD）或 8h（保养液为 CPD、CPDA-1）内，在无菌全封闭的条件下，将分离出的新鲜血浆速冻，即为新鲜冰冻血浆。

【实验目的】

1. 掌握新鲜冰冻血浆的概念。
2. 熟悉新鲜冰冻血浆的制备过程及注意事项。

【实验原理】

全血中各血液成分比重不同，在无菌条件下选择适合的重力条件（离心力、离心时间）对全血进行离心，比重不同的血液成分如红细胞、血小板及血浆在离心后呈分层悬浮，然后再将分层悬浮的血液成分进行分离，即可将血浆与其他血液成分分离，将分离出的新鲜血浆快速冷冻即制成新鲜冰冻血浆。分离制备血液成分时，根据不同的制备目的可采用二联袋、三联袋或四联袋进行制备。这里以常用的三联袋为例，介绍制备新鲜冰冻血浆的操作步骤。

【主要器材】

水平式冷冻离心机、低温速冻冰箱、天平、弹簧型血浆挤压器（分离夹）、热合机、止血钳、剪刀、标签等。

【主要试剂】

红细胞保存液。

【实验标本】

新鲜采集的三联袋全血 200ml。

【操作步骤】

1. 使用三联塑料血袋采集新鲜全血 200ml。
2. 将血袋和转移袋一起放在离心杯中，用塑料气包或者其他方法夹持血袋，使血袋上部鼓起,处于直立位,用天平配平。

3. 将配平后的成对离心杯准确挂在离心机转头对称的位置上,确认盖好离心机内外盖后,(4±2)℃条件下,3 000×g 离心 20min,使红细胞快速下沉。如离心机离心力达不到 3 000×g,可根据具体情况相应延长离心时间。

4. 轻轻取出离心后的血袋,将血袋放在血浆挤压器的两个夹板之间或悬挂于分离支架上,有利于血浆的分离。用止血钳夹闭 1 号转移袋(内有红细胞保存液)管路,去掉血袋与分浆管之间的接头,血浆在压力之下流入 2 号转移袋,血浆转移完成后用止血钳夹闭分浆管。

5. 松开夹闭 1 号转移袋管路的止血钳,使 1 号转移袋中的红细胞保存液与主袋中离心后的浓缩红细胞充分混匀。

6. 热合各袋的管路,切断连接血袋和转移袋的分浆管。1 号转移袋中为悬浮红细胞,2 号转移袋中为新鲜血浆。

7. 将 2 号转移袋中的新鲜血浆与 1 号转移袋中的悬浮红细胞分别贴好标记,核对献血者信息并登记入库。将 2 号转移袋尽快放入低温速冻冰箱 –30℃以下快速冷冻,即获得新鲜冰冻血浆。

【注意事项】

1. 使用平衡水平式冷冻离心机离心前一定要配平离心杯中的内容物,并且平衡放置离心杯,以免偏重造成离心机旋转器的损坏。离心温度控制在(4±2)℃。

2. 分离血浆时,待血浆基本转移到 2 号转移袋内时,即用止血钳夹闭分浆管,避免红细胞混入血浆袋中。

3. 2 号血浆袋做好标记后,立即放入低温速冻冰箱中快速冷冻,防止不稳定的凝血因子 V 和凝血因子Ⅷ的破坏。

4. 新鲜冰冻血浆应保存在 –30℃以下低温冰箱中,保存期为 1 年。新鲜冰冻血浆保存满 1 年后,可改为普通血浆,总保存期为 5 年。悬浮红细胞保存在(4±2)℃环境中,保存期为 35d。

5. 冰冻后的血浆袋脆性大,易破裂,应轻拿轻放,发现袋子破裂应废弃。

6. 冰冻血浆使用前于 37℃水浴中迅速融化,防止纤维蛋白原析出。融化后的血浆应立即经输血滤网过滤输注。融化后的血浆不应再冰冻保存。

【临床意义】

新鲜冰冻血浆中含有多种血浆蛋白和凝血因子,特别是含有不稳定的凝血因子 V 和凝血因子Ⅷ,普通冰冻血浆中凝血因子 V 和凝血因子Ⅷ的含量极少。新鲜冰冻血浆中血浆蛋白大于 50g/L,凝血因子Ⅷ含量大于 0.7IU/ml。新鲜冰冻血浆解冻后应尽快输注,如不能立即输注,应保存在(4±2)℃贮血冰箱,于 24h 内输注。

【思考题】

1. 输注新鲜冰冻血浆的临床适应证有哪些?
2. 使用新鲜冰冻血浆的注意事项有哪些?

(薛　丽　孙晓春)

实验三十 冷沉淀的制备

　　冷沉淀是新鲜冰冻血浆在 2~6℃条件下不溶解的白色沉淀物,被加热至 37℃时呈溶解的液态,主要含有Ⅷ因子、纤维蛋白原、血管性血友病因子(von Willebrand factor,vWF)、ⅩⅢ因子以及纤维粘连蛋白等成分。制备过程的温度直接影响冷沉淀的质量,所以要全程做好温度监控。

【实验目的】

1. 掌握冷沉淀的不同制备方法。
2. 了解冷沉淀制备的注意事项和临床意义。

【实验原理】

　　采集 400ml 全血,在 6~8h 内分离新鲜液体血浆。将之于 -50℃冻成型后再放置 -30℃继续保存。制备冷沉淀时,将 -30℃保存血浆放置于(4±2)℃环境下融化、分离出冷沉淀,放置于 -30℃冻存或直接应用于临床。

【主要器材】

　　夹子、治疗车、大毛巾、大容量低温离心机、血液分浆夹、输液架、血浆速冻机、高频热合机、天平秤、电子秤、4℃冰箱、恒温循环解冻箱。

【主要试剂】

　　无

【实验标本】

　　二联袋新鲜冰冻血浆。

【操作步骤】

(一)离心法

1. 将新鲜冰冻血浆(约 250ml)从 -30℃冰箱内取出,置于(4±2)℃冷藏箱内缓慢(过夜)融化或在 (4 ± 2) ℃恒温循环解冻箱(需提前进水,4℃预温)中融化。

2. 当血浆融化至剩余少许冰渣时,取出血浆。

3. 用大容量低温离心机进行离心,离心条件:温度 (4 ± 2) ℃,$3\,000 \times g$ 离心 10min。

4. 离心完成后,在分浆夹子上操作,分离出上层大部分血浆,下层 (25 ± 5) ml 血浆和白色沉淀物即为冷沉淀。

5. 对所得的冷沉淀凝血因子和冰冻血浆进行热合并保留注满血浆的转移管长度至少10cm。

6. 将制备后的冷沉淀和血浆快速置于 −30℃冰箱中保存备用(最好先使用血浆速冻机速冻)。

(二) 虹吸法

1. 按恒温循环解冻箱说明书的要求对解冻箱进行进水、4℃预温。

2. 按血浆速冻机说明书的要求对速冻机进行预温。

3. 将铺设好大毛巾的治疗车置于恒温循环解冻箱前方,与恒温循环解冻箱箱体形成一定的高度落差。

4. 将高频热合机、电子秤开启备用。

5. 当水温达到预设温度时,取出待制备冷沉淀的新鲜冰冻血浆,观察其外观是否有破损,标签是否脱落,室温放置 3~5min,待导管稍微软化。按每机 24 袋每小格 6 袋垂直摆放于恒温循环解冻箱内。

6. 按恒温循环解冻箱开启键,使箱体充满水,血浆完全浸泡于 (4 ± 2) ℃水浴后,将恒温循环解冻箱的预设温度调为 (4 ± 2) ℃。

7. 当解冻箱面板所显示的计时为 8min 时,松开二联袋血浆的血浆夹,将空袋分两排摆放到治疗车的大毛巾上,并调整血浆袋在水浴箱内的位置及导管的位置,将血浆固定于橡皮筋小格位,保证血浆处于垂直并完全浸泡于水中,且有血浆虹吸到空袋,如果导管有空气,应及时排气并引流。

8. 等待血浆融化虹吸,避免触碰血浆。

9. 当恒温循环解冻箱面板所显示的计时为 35min 时,对箱内每一袋血浆与沉淀物的量进行观察,肉眼判断血浆的剩余量,将其量控制在 40~50ml 净量范围内,所得即为冷沉淀凝血因子,用夹子将其导管夹住,阻断虹吸,并用电子秤对其重量进行确认。

10. 对重量超出标准要求的,放回水浴箱,打开血浆夹,继续引流;对重量低于标准要求 5ml 以内的,打开血浆夹,将引流到导管的血浆回挤到冷沉淀袋中;对重量低于标准要求 5ml 以上的,放弃制备冷沉淀。

11. 按高频热合机说明书的要求对所得的冷沉淀凝血因子和冰冻血浆进行热合并保留注满血浆的转移管长度至少 10cm。

12. 将制备后的冷沉淀和血浆快速置于血浆速冻机速冻后,置 −30℃冰箱中保存备用。

【注意事项】

1. 制备冷沉淀凝血因子的全血必须采集顺利、无凝血现象。200、300、400ml 的全血采集时间分别不超过 7、10、13min。

2. 制备冷沉淀的原料鲜浆需要严格控制在采集后 6~8h 内完成速冻。

3. 采用虹吸法制备冷沉淀凝血因子时,制备冷沉淀的原料鲜浆应充分排气,并将二联袋之间的导管充满血浆。

4. 血浆融化过程中应处在(4±2)℃的环境,冷沉淀凝血因子应在制备之后 1h 内速冻成固态,尽量减少在室温放置的时间。

5. 制备冷沉淀的人员在制备过程中要严格按照要求操作,采用虹吸法制备冷沉淀凝血因子时要集中注意力,不得离开操作现场。

6. 采用虹吸法制备冷沉淀凝血因子时,制备冷沉淀的人员在判断终产品量的时候,应尽量保持血袋的静止状态,减少血浆移出水面的次数,减少对血浆的触碰。

7. 注意相关材料的质量是否符合要求,并严格控制好血液加工过程的各环节,例如:检查各种材料是否过期和失效;血液在加工的每一个环节都应进行严格的目视检查等。

8. 制备后符合要求的冷沉淀应含有 ≥80IU(400ml 全血)的凝血因子Ⅷ、纤维蛋白原 ≥150mg(400ml 全血)以及 vWF、纤维粘连蛋白、ⅩⅢ因子。

【临床意义】

用于补充凝血因子Ⅷ、vWF、纤维蛋白原、ⅩⅢ因子等。

【思考题】

制备冷沉淀有哪些关键控制点?

(罗海玲　吴新忠)

目前,ABO 血型主要通过正反定型试验由红细胞凝集结果来判断。由于遗传或疾病引起红细胞血型抗原表达发生改变或血清中抗体改变可出现正反定型试验结果不符合,导致血型判断困难。

【实验目的】

掌握 ABO 疑难血型分析与处理。

【病例简介】

患者男,34 岁,脊柱侧弯入院。手术需备血,临床申请 ABO 血型鉴定。试管法血型鉴定,反应格局见表 31-1。

表 31-1　试管法 ABO 血型鉴定

正定型		反定型		
试剂	抗 -A	抗 -B	A 型红细胞	B 型红细胞	O 型红细胞
凝集强度	–	–	–	4+	–

正定型为 O 型,反定型为 A 型,正反定型试验结果不符,无法确认血型结果。

【设计方案】

(一)初步分析

ABO 正反定型试验结果不符,排除人为操作失误外,可分别从抗原与抗体两方面分析。疾病导致抗原与抗体表达减弱、ABO 亚型均会影响结果的判断。

1. 排除人为操作因素导致,如漏加血清或试剂。

2. 排除试剂质量问题导致的失误,核查试剂有效期,检查外观,核对每日室内质控是否在控。

3. 询问患者相关信息,年龄、性别、既往史、输血史、用药史、移植史,排除由于疾病原因导致的抗原减弱。

该患者为青年男性,因脊柱侧弯需手术治疗,无其他基础疾病,无输血史,无用药史、移植史,可排除因疾病或年龄因素导致的抗原减弱,正定型未检测出抗原,反定型 A、O 型红细胞为阴性,B 型红细胞反应为 "4+" 强凝集,说明该患者血清中有正常抗 -B,初步判断为 A 亚型。

（二）进一步分析

1. 大部分 A 亚型由于 A 转移酶活性减低,红细胞表面的 H 抗原表达增强,同时血浆中有可能出现抗 -A。

（1）红细胞表面 H 抗原检测：见表 31-2。

表 31-2　抗 -H 检测

试剂	患者红细胞	B 型红细胞	O 型红细胞
抗 -H	4+	2+	4+

（2）血浆中抗 -A 检测：3 个 A₁ 型红细胞,1 个 A₂ 型红细胞与 3 个 O 型献血员红细胞（表 31-3）。

表 31-3　血浆中抗 -A 检测

试剂	A₁ 型红细胞	A₁ 型红细胞	A₁ 型红细胞	A₂ 型红细胞	O 型红细胞	O 型红细胞	O 型红细胞
凝集强度	±	±	±	−	−	−	−

从表 31-2、表 31-3 的结果来看,患者红细胞 H 抗原增强,血浆中抗体与 A₁ 型红细胞反应为弱阳性,与 A₂ 型红细胞反应为阴性,与 O 型红细胞反应为阴性,排除同种抗体,说明该抗体为抗 -A₁ 可能性,A 亚型的可能性大。

2. 红细胞表面抗原的数量决定相对凝集力,亚型的抗原密度存在很大的个体差异,抗 -A 与红细胞上 A 抗原反应产生凝集的强度与 A 抗原表达相关。通过冷吸收促进抗原与抗体的结合,热放散将结合在红细胞表面的抗体游离下来,并验证确定红细胞表面抗原。见表 31-4。

表 31-4　吸收放散试验

试剂	A 型红细胞	B 型红细胞	O 型红细胞	O 型红细胞	O 型红细胞
最后一次洗液	−	−	−	−	−
放散液	2+	−	−	−	−
O 型红细胞对照		−	−	−	−

3. 在 A 亚型的个体中分泌型唾液中的 A 物质的含量存在差异,有些仅有 H 物质存在。通过检测唾液试验证明这些血型物质存在于唾液中。见表 31-5。

表 31-5　唾液试验

试剂	患者样本	A 分泌型	盐水对照
A 型红细胞	2+	–	2+
B 型红细胞	2+	2+	2+
O 型红细胞	–	1+	2+

【结果分析】

该案例患者为青年男性,无其他影响血型判定的基础疾病,血清学反应格局要点有:①与抗 -A 不发生凝集,通过吸收放散试验检测到红细胞表面有 A 抗原;②血清中含有抗 -A_1;③唾液中无 A 物质,仅有 H 物质。综上所述,可判断为该血型为 A_{el},合并不规则抗 -A_1。

（龚道元　孙晓春）

实验三十二 ABO 疑难血型鉴定——设计性试验

ABO 血型的正确鉴定是实施安全输血治疗的首要步骤。ABO 血型鉴定过程中,遇正反定型试验结果不一致时,首先需要排除操作和技术问题;其次需要考虑 ABO 血型亚型存在,以及通过病史资料等确定或排除特殊的生理及病理状态造成的影响。

【实验目的】

掌握 ABO 疑难血型的分析处理和实验设计。

【病例介绍】

患者男,36 岁,因左腰痛伴肉眼血尿入院,诊断为输尿管结石,拟行输尿管镜碎石手术,无输血史,无血液疾病史。术前进行常规 ABO 血型鉴定时发现血型正反定型试验结果不符,反应格局见表 32-1。

表 32-1 微柱凝胶卡法血型反应格局

反应管	正定型				反定型	
	抗 -A	抗 -B	抗 -D	ctl	A 型红细胞	B 型红细胞
结果判断	3+w	4+	4+	–	3+w	–

正定型为 AB 型,反定型为 B 型,RhD 阳性,无法确认 ABO 血型结果。w= 弱,"3+w"表示不到"3+",后述表格类同。

【设计方案】

(一) 重复试验

1. 重新抽取患者的血液。
2. 排除人为操作失误。
3. 检查试剂是否过期,试剂室内质控是否通过,试验器材是否污染。
4. 上述各项无误后,使用试管法重新进行试验,血型反应格局见表 32-2。

111

表 32-2 试管法患者正反定型试验结果

	正定型		反定型	
反应管	抗-A	抗-B	A 型红细胞	B 型红细胞
结果判断	3+w	4+	2+	−

(二) 患者信息采集

包括年龄、性别、疾病诊断、输血史。是否服用某些药物,是否是移植患者,是否做过血型鉴定。采集相关实验室检查,如血常规、免疫球蛋白定量等。

本例患者既往无输血史,未做过血型鉴定,近期无特殊用药,无血液病史,免疫球蛋白量均正常。

(三) 初步分析

ABO 血型正反定型试验结果不符,可以分别从抗原、抗体两方面考虑。抗原表达异常或抗体表达异常,以及 ABO 亚型均会对结果产生影响,ABO 抗原、抗体表达异常的原因很多,根据患者的一些基本情况判断是抗原异常表达还是产生意外抗体,从而进行针对性试验。本例患者根据病史可初步排除病理性异常 A、B 抗原的获得,ABO 亚型的可能性较大。

(四) 补充实验

1. ABO 亚型补充血清学实验 不同温度条件下使用试管法重新进行试验,血清学反应格局见表 32-3。

表 32-3 试管法患者的 ABO 血型血清学反应格局

检测方法	正定型							反定型			自身对照
	抗-A	抗-B	抗-AB	抗-A$_1$	抗-H	抗-H+Bc 对照	抗-H+Oc 对照	Ac	Bc	Oc	
室温	3+w	4+	4+	−	3+	2+w	4+w	2+	−	−	−
4℃	4+	4+	4+	−	4+	2+	4+	3+	−	−	−
37℃	3+	4+	4+	−	3+	2+w	4+w	2+	−	−	−

2. 排除 ABO 血型系统以外抗体的影响 患者血型不规则抗体筛查:反应格局 I(−),II(−),III(−)。患者血清中未检出不规则抗体。

3. 排除自身抗体的干扰 患者红细胞直接抗人球蛋白试验(IgG+C3d)阴性。

4. ABO 血型分子生物学检测 ABO 血型基因分型为 BO 基因型,标本的第 6 外显子存在 261delG 突变;第 7 外显子在 B101 序列的基础上出现了 B(A)02 型 700C>G 的典型突变。最终确定该标本基因型为 B(A)02 型与 001 型杂合。

【结果分析】

B(A)是 ABO 血型中特殊亚型,B(A)亚型的血清学反应格局,正定型是 AB 型,但反定型是 B 型(可测得抗-A 抗体),长期以来,由于对其认识的不足以及一些单克隆抗-A 试剂对 A 抗原检出能力有差异等原因,B(A)型在很多情况下被定义为 B 型,甚至被定义为 A$_{弱}$B 型,造成血型判定错误,给临床输血带来非常大的安全隐患。两者在血清学的反应格局还是存在一定的差异性：① B(A)正定型时患者红细胞与抗 -A_1、一些单克隆抗 -A 及人源抗 -A 发生弱凝集，而 H 抗原明显强于对照的 B 型红细胞，其凝集强度相当于抗 -H 与 O 型红细胞反应强度，而 A_xB 亚型中 H 抗原与 B 型红细胞比较，没有明显增强。②反定型时 B(A)血清中含有的抗 -A 可以凝集 A_1 型红细胞和部分 A_2 型红细胞，反应强度明显比 A_xB 亚型强，一般达 3+~4+，A_xB 亚型血清中的抗 -A_1 只与 A_1 型红细胞反应，不与 A_2 型红细胞反应。本例患者的血清学反应格局也证实了这点，另外直接抗人球蛋白试验、抗体筛查及自身对照均为阴性，排除因同种抗体和自身抗体干扰血型鉴定的可能性，因为 B(A)与一些单克隆试剂的凝集强弱程度不等，所以有时很难与 cisAB 或 A_2B 区别，需要运用分子生物学检测方法进行确定。后经基因分型确定该患者血型为 B(A)02/001 型，即为一个 O 基因和一个突变的 B 基因组成，进一步测序发现在 B 基因 700 位置发生了 C>G 的突变。

血清学方法是通过检测血型抗原和抗体来确定，常规采用单克隆或多克隆抗体与红细胞凝集试验进行测定，由于血清学技术的局限性，致使一些疑难标本难以及时、准确地判定。在特殊情况下，如 ABO 亚型、疾病干扰等血型不易鉴定时，基因分型是正确鉴定血型不可缺少的辅助手段。

（周小玉　龚道元）

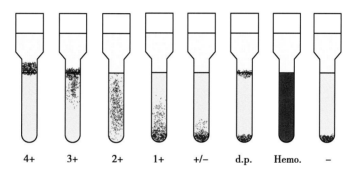

| 4+ | 3+ | 2+ | 1+ | +/- | d.p. | Hemo. | - |

图 11-1　微柱凝胶卡凝集反应强度判断标准